筋強直性ジストロフィー

改訂第2版

患者と家族のためのガイドブック

Myotonic Dystrophy SECOND EDITION

著 ピーター・ハーパー

訳 川井　充　国立病院機構東埼玉病院院長
　　大矢　寧　国立精神・神経医療研究センター病院神経内科医長

診断と治療社

Copyright © Oxford University Press 2009

Myotonic Dystrophy, Second Edition was originally published in English in 2009. This translation is published by arrangement with Oxford University Press. SHINDAN TO CHIRYO SHA, Inc. is solely responsible for this translation from the original work and Oxford University Press shall have no liability for any errors, omissions or inaccuracies or ambiguities in such translation or for any losses caused by reliance thereon.

改訂第2版発刊によせて

　私は筋強直性ジストロフィーの患者です．発症したときは，とても不安でした．聞き覚えのない病名，しかも難病．「どうせ治らないし，病院なんて行かなくてもいいや」と自暴自棄になりかけたときに，この本に出会い衝撃を受けました．私の知りたいことが書いてある．「自分のための本なの？」と思ったくらいです．読みながら涙がにじみました．暗闇の中に光が射し込んだ，そんな気持ちがして何度も繰り返し読みました．

　この本を読み，お医者様に頼り切るだけではなく，患者自身と家族がこの病気を正しく理解し，正しく病院を選択し，専門の医師から適切な医療と詳しい説明を受けなければならないと痛感しました．私は「このままではいけない，動こう！」と，決めました．そして今は，幸運にも国立精神・神経医療研究センター病院に通院し，専門のすばらしい先生に診察していただいています．

　病気にただ怯えるのではなく，進むべき道を示してくれるこの本を，すべての患者と家族，特に発症したての方にぜひ読んでいただきたいと願います．きっと役立つと思います．

　最後に，改訂第2版を書いてくださったピーター・ハーパー先生と日本語版を発行してくださった川井　充先生，大矢　寧先生，診断と治療社のみなさまに深く感謝を申し上げます．

簑野あかね
筋強直性ジストロフィー患者会（DM-family）設立発起人

改訂第2版への訳者まえがき

　ハーパー博士による筋強直性ジストロフィーの患者・家族向け解説書"Myotonic Dystrophy"が刊行されて13年，その日本語版が刊行されて10年の歳月が流れました．日本語版も多くの皆さまに読まれ，支持されてきましたが，増刷されることがなくなり，この「まえがき」を書いている2015年11月の時点では購入できない状態が続いています．これに代わる日本語で書かれた優れた患者向け解説書が現れなかったために，2009年に同じ著者による第2版が出版されているにもかかわらず，2015年の時点で日本語版の古書がインターネット上で1万円を超える価格で取引されているという話を最近耳にし，心が痛んでおりました．遅きに失するとの批判は免れぬものの，日本語版を世に送るのは出版社と訳者の責務ではないかと考え，診断と治療社に電話をしました．この10年の間にこの病気の発病の機序解明は大きく進み，長年の夢であった治療薬の開発研究も進んでいます．しかし，現在なお多くの患者と家族の皆さまがこの病気に悩んでいることは変わりありません．また，医療や日常生活上の注意などの点から皆さまにお伝えすべき実際面の情報は，それほど変わっているわけではありません．原著者が新しい版を準備しているわけではないという点を確認したうえで，診断と治療社は私たちの意をくんで第2版の日本語訳の出版を決定してくれました．

　著者の第2版へのまえがきにもありますように改訂された部分は「2型筋強直性ジストロフィー」の章が追加されたことを除くと，決して多くはありません．初版同様，診察室での説明のようにとてもわかりやすく書かれています．訳のほうはその雰囲気をこわさないように努めましたが，その結果，微妙なニュアンスを伝えるために日本語が不自然になっているところがあります．また，初版の至らなかったところを編集者とのやりとりで変更したところも少なくありません．日本の医療事情はイギリスとは異なっていますので，訳注で説明をこころみましたが，具体的なことは主治医にご確認いただきたいと思います．

　最後に，私たちの願いを聞き届けていただき，改訂作業を根気よくサポートしてくださった，診断と治療社，堀江康弘，土橋幸代，横手寛昭の諸氏に深甚なる感謝の意を表します．

2015年11月　訳者を代表して

川井　充

初版への訳者まえがき

　本書の原著者であるPeter S Harper博士は，長年ウェールズの首都カーディフにあるウェールズ大学医学部医学遺伝学研究所の教授を務めてこられた医学遺伝学者です（ウェールズ大学医学部は2004年にカーディフ大学と合併）。彼は，遺伝性神経疾患，特に筋強直性ジストロフィーとハンチントン病を中心に多くの研究を行う一方，臨床遺伝学の専門家として遺伝カウンセリングにもかかわってこられました。1979年に初版，1989年に第2版，2001年に第3版と二十余年にわたって版を重ねた専門家向けの名著『筋強直性ジストロフィー』（邦訳はされていません）の著者としても知られています。本書は，筋強直性ジストロフィーについて，この病気の権威である著者が，患者とその家族の方々を対象にわかりやすく解説したものです。文章は，目の前の患者や家族の方に語りかけているようにやさしく，思いやりにあふれています。特に第6章（第2版の7章）の「家族の問題と遺伝のリスク」の部分は特に多く紙面を費やして力を入れて書かれており，彼が長年携わってきた遺伝カウンセリングの診療場面が目に浮かぶようです。

　私が偶然本書を手にしたとき，この病気に関する患者，家族向けのガイドブックとして大変優れたものであると思いました。診断と治療社の編集部長である久次武司氏にお会いしたとき，この本を日本の患者とその家族の方々のために翻訳し出版することができないかとご相談したところ，快諾が得られました。全体を訳し終わってみると，訳者がイギリスの医療の事情がわからず多少不明確なところ，必ずしも日本の医療事情と合わないところが一部に存在しますが，日本の患者と家族の方々にとって大いに役に立つものであると確信できました。原文のわかりやすい文体を保つため，できるだけ翻訳調にならないように心掛けましたが，そのようになっているかどうかは読者の皆様の判断にお任せしたいと思います。

　最後に，本書の日本語版の出版にあたりご尽力をいただきました診断と治療社の久次武司氏と，編集でお世話になりました原口由佳氏に感謝を捧げます。

2004年12月　訳者を代表して

川井　充

改訂第 2 版への序文

　1985 年に私の夫と 12 歳の息子が筋強直性ジストロフィーと診断されたときに，この『ザ・ファクト』の本が手元にあればよかったのに，と思います。

　私は，9 年間にわたって日々の生活に問題を抱えていた息子の診断がつき，ほっとした気持ちで診察室から出てきました。

　息子と，さらに同じ受診で同じ病気とわかった夫の診断名をもらったとき，私はどこに行ったら聞いたこともないこの病気についてもっと情報を得ることができるか見当がつきませんでした。それから，夫と息子は病院での写真撮影のためにさっとつれていかれました。後日，当時私は地域の助産師をしていたので，仕事をしていた出生前クリニックに行きました。同じところで仕事をしていた私の信頼する家庭医の先生が筋強直性ジストロフィーについてもっと情報を得るためにある医学書を調べてくれました。この病気について書かれた部分はたったの 4 行で，わけのわからない医学用語だらけでした。

　このようにお話は，この『ザ・ファクト』の本につながってきます。

　この本を筋強直性ジストロフィーの診断を受けたばかりのご家族にお薦めすることができるので，今は私はわくわくしています。彼らが自分でこの病気について読むことができ，この本を詳しく読んで，関心をもっているテーマ，たとえば「なぜ私の子どもは筋強直性ジストロフィーをもって生まれてきたのか？」とか「なぜ私はいつも疲れやすいのか？」などについて調べることができるからです。

　答えは私たちがすべて理解できる言葉で書かれています。筋強直性ジストロフィーに関係する疑問が何であれ，この『ザ・ファクト』の本に答えが見つかるでしょう。

図表はみやすく，見出しは適切な情報を見つけるのに役立ち，文章はわかりやすい——この本は読者に，どのようにしたらいくつかの筋強直性ジストロフィーの合併症を避けることができるかについての理解を助け，そうした合併症が，私たちの生命にどのように影響するかを説明しています。

　高名な教授が，筋強直性ジストロフィーをもつ家族のために本を書くことの必要性を理解しておられたのだろうということは，私にとって驚きであります。ハーパー教授がこの本を利用できるようにしてくださったこと，そして，世界中の筋強直性ジストロフィーをもつ人びとを助けるという彼の生涯の仕事に対して，心よりの感謝を捧げます。

マーガレット・ボウラー　S. R. N. S. C. M.
ナショナルコーディネーター
イギリス　筋強直性ジストロフィーサポートグループ

改訂第2版へのまえがきと謝辞

　皆さんがこの本が役に立つことがわかってくださって，また英語を話さない人びとのためにいくつかの言語に翻訳されることができるようになって，うれしく思います。この新しい版を準備するなかで，私は必要がないかぎり変更を加えることを避けてきました。しかし，特に2型の筋強直性ジストロフィーをもっと目立たせるようにしました。それは私がはじめにこの本を書いたときにはまだあいまいにしか定義されていなかったのです。また関係ある新しい進歩は書き込むように試みました。

　私のカーディフ大学のすべての同僚，特にマーク・ロジャース博士の助力と支援に対して感謝をささげたいと思います。なかでもマーガレット・ボウラー，シャノン・ロード，マギー・ワールの諸氏の原稿に対する価値あるコメントと追加の資料の示唆に対して，ミチェル・マシューのタイピングとテキストの整理に対して感謝します。筋ジストロフィーキャンペーン（イギリス）と Muscular Dystrophy Association（MDA，アメリカ）Association Française contre les myophathies（AFM，フランス）そして筋強直性ジストロフィーサポートグループの助言と年余にわたるカーディフ筋センターに対する財政的支援に対しても感謝します。また，ジョアンヌ・リチャーズの原稿の再構築に対しても感謝します。

　2009年は筋強直性ジストロフィーの百周年にあたります。有効な治療を本当に約束するべく，研究成果が増え，臨床家と研究者の双方がそれに対して興味を示すのをみることはすばらしいことです。

ピーター・ハーパー
カーディフ
2009年

初版へのまえがき

　この本を書こうと思いついたのは，もっと大きな本『筋強直性ジストロフィー』第3版を書き終えてまもなくでした。その本は専門家（主として医師と科学者）のために書かれています。しかし，その本の以前の版が出たとき，何人かの患者や家族のメンバーがその本のある部分は彼らにも役に立つというのを聞きました。（大幅に遅れましたが）その本が完成した現在，私はもっと対象を絞った筋強直性ジストロフィーの家族向けの本が必要であるということを意識しました。そして，私がそのような本を作ろうとするべきであると考えました。

　もしかしたら，インターネットやその他の情報源から得られる情報があるので，このようなタイプの本を作ることは必ずしも必要でないという議論があるかもしれません。しかし，私はどちらかというとそうではない思います。多分，私は古いタイプの人間なのでしょう。しかし，大部分の必要な情報は，しっかりした形の本にまとまっているほうがよいのです。短くて読みやすければ，特にそうなのです。

　ちょうどよいタイミングでした。なぜなら，すでに上記の大きい本を書く仕事をしていましたので，細かいところまで私の頭に入っておりましたし，大きい本の校正刷りも手元にありました。ウェールズの海岸から遠くはなれた島で，電話や電気やその他すべての現代生活の邪魔のない休暇をとる機会もありました。

　そんなわけで，平穏と静寂に寄り添うものとして，海とアザラシと鳥だけを背景に，私はこの短い本を書き終えました。筋強直性ジストロフィーの患者とその家族の方々が，この本を役に立つと思ってくださることを望みます。

ピーター・ハーパー
バーゼイ島（Ynys Ennlli）にて
2001年夏

目　次

- 改訂第 2 版発刊によせて ……………………………………………… iii
- 改訂第 2 版への訳者まえがき ………………………………………… iv
- 初版への訳者まえがき ………………………………………………… v
- 改訂第 2 版への序文 …………………………………………………… vi
- 改訂第 2 版へのまえがきと謝辞 ……………………………………… viii
- 初版へのまえがき ……………………………………………………… ix

第1章　筋強直性ジストロフィーとは？　　1
- A　まったくあるいはほとんど何も知らない人への情報 ……………… 1
- B　病名の由来 ……………………………………………………………… 1
- C　おもにどのようなことで困るか ……………………………………… 4
- D　先天性筋強直症（トムゼン病に関するメモ） ……………………… 7

第2章　筋の症状と筋強直性ジストロフィー　　8
- A　診断をつけること——それを患者はどのようにみているか ……… 8
- B　筋力低下の影響 ………………………………………………………… 12
- C　検査 ……………………………………………………………………… 13

第3章　将来の見通し　　15
- A　家族のパターン ………………………………………………………… 17
- B　どうすると悪くなり，どうするとよくなるか？ …………………… 17

第4章　筋肉だけの病気ではない　　20
- A　もっと広範囲の筋強直性ジストロフィーの影響 …………………… 20
- B　心臓 ……………………………………………………………………… 21
- C　胸と肺 …………………………………………………………………… 22
- D　嚥下の問題 ……………………………………………………………… 23
- E　腹痛と腸管の問題 ……………………………………………………… 24
- F　眼の問題 ………………………………………………………………… 25

	G	眠気とこれに関係する症状	25
	H	ホルモンの問題	26

第5章 筋強直性ジストロフィーの子ども　28

	A	先天性筋強直性ジストロフィーの診断	32
	B	次の2〜3年	33
	C	思春期およびそれ以後	34
	D	小児期発症の筋強直性ジストロフィー	36

第6章 筋強直性ジストロフィー2型　37

第7章 家族の問題と遺伝のリスク　43

	A	遺伝に関するひとこと	44
	B	病気のある親に生まれた子どもたち	47
	C	健康な親戚のリスク	48
	D	筋強直性ジストロフィーの遺伝子検査	50
	E	発症前の検査	52
	F	子どもに対する遺伝子検査実施	54
	G	祖父母や年長の血縁者	55
	H	妊娠中の検査実施	56
	I	着床前遺伝子診断	58

第8章 研究での進歩　60

	A	筋強直性ジストロフィーの原因について何が本当にわかっているのか	60

第9章 支援と情報　67

	A	家族と友人からの支援	67
	B	支援団体（サポートグループ）	68
	C	範囲がより広い筋ジストロフィーの協会	70
	D	ほかの役立つ団体	70
	E	インターネットと情報	71

第10章 現在での対処と治療　73

- A　筋症状 …………………………………………………………………… 74
- B　家庭での補助用具 ……………………………………………………… 76
- C　医学的な（内科的な）問題 …………………………………………… 76
- D　外科手術と麻酔 ………………………………………………………… 79
- E　出産 ……………………………………………………………………… 81
- F　対応全般 ………………………………………………………………… 81

第11章 未来——筋強直性ジストロフィーの効果的な予防と治癒に向けて　83

- A　理解することと研究 …………………………………………………… 83
- B　研究のどの進歩が治療に至る可能性が高いのか？ ………………… 84
- C　今，臨床試験を準備すること ………………………………………… 89

第12章 結び　91

付録1　支援団体と組織　92

付録2　筋強直性ジストロフィーにおける麻酔での問題　94

付録3　筋強直性ジストロフィーのケア・カード　98

- 文　献 ……………………………………………………………………… 100
- 索　引 ……………………………………………………………………… 106
- 訳者略歴 …………………………………………………………………… 110

第1章　筋強直性ジストロフィーとは？

A　まったくあるいはほとんど何も知らない人への情報

　本書を読み始める人のほとんどは，筋強直性ジストロフィーについてまったくあるいはほとんど何も知らないでしょう。皆さんは，筋強直性ジストロフィーだと診断されたばかりかもしれません。あるいは，もしかしたらご家族のどなたかがこの病気にかかっていることがわかったのかもしれません。しかし，皆さんにはそれが自分にとってどのような意味があるかということは，漠然としかわかっていないでしょう。もし，これがあなたに当てはまるなら，本章から読み始めることが適当です。もし，あなたがかなり十分な量の情報をすでにおもちなら，本章をとばして後の章へ進むことができます。

B　病名の由来

　幸運なことに，多くのほかの病気と違って，**筋強直性ジストロフィー**は理屈のうえで覚えるのが容易で，説明するのも簡単な病名です。**筋強直（ミオトニア）**という言葉は，特別な種類の筋肉のこわばりに使われます。一方，**ジストロフィー**という言葉は，筋肉が進行性に悪くなる遺伝性の病気すべてに使われる病名です（●訳注：「進行性」は，病状が改善することなく，一方向に悪化していくときに使う医学用語であり，「遺伝性」は，遺伝子の変異〈誤り〉に原因があることを意味する医学用語です）。**筋強直性ジストロフィー**は，この2つの特徴を結びつけたところから，その名前が付けられたのです。

　しかし，ちょっとやっかいなことに，医師たちは筋強直性ジストロフィーに対して，これまでほかの病名も使ってきているので，混乱が生ずるかもしれません。これらの病名を**表 1.1** にまとめます。でも少しだけ説明する価値があります。

　昔は，医師たちはラテン語の名前を使うのを好んだので，筋強直性筋ジストロフィー（Myotonic muscular dystrophy），筋強直性ジストロフィー（Dystrophia myotonica），ジストロフィー性筋強直症（Myotonia dystrophica）などのラテン語の病名をみることがあるかもしれません。これらは，単に筋強直性ジ

表1.1 筋強直性ジストロフィー（Myotonic dystrophy）と，これに似ているが違う病気につけられたいろいろな名前

筋強直性ジストロフィーに対するほかの名前
シュタイナート（Steinert）病
筋強直性筋ジストロフィー（Myotonic muscular dystrophy）
筋強直性ジストロフィー（Dystrophia myotonica；DM）
ジストロフィー性筋強直症（Myotonia dystrophica）
萎縮性筋強直症（Myotonica atrophica）
1型/2型筋強直性ジストロフィー
DM1/DM2
似ているが筋強直性ジストロフィーとは別の病気
筋ジストロフィー（いろいろなほかのタイプ）
先天性筋強直性（トムゼン病）
先天性筋ジストロフィー

ストロフィーのほかの名前であって，これらは使わないのが一番よいのです。もし，あなたがイギリス以外の，大陸の方のヨーロッパに住んでいれば，シュタイナート病という病名をもらっているかもしれません。シュタイナートは，19世紀のドイツの医師で，この病気を発見した人の1人です（図1.1参照）。ですから，シュタイナート病というのは筋強直性ジストロフィーとまったく同じです。いずれにしても，筋強直性ジストロフィーという名前だけを使うのが一番よいのです。この病気が，生まれたときあるいは幼い子どものときに始まったときは，医師は**先天性筋強直性ジストロフィー**あるいは**小児期発症**の**筋強直性ジストロフィー**という病名を使うかもしれません。

●訳注：日本では，筋緊張性ジストロフィーという病名も使われています。これは，ミオトニアを筋緊張と訳したために生じた病名です。日本神経学会では，緊張という言葉は正常の現象，強直は病的現象に使うことにしているので，筋強直性ジストロフィーを正式な病名として採用しています。現在は，筋緊張性ジストロフィーという言葉はあまり使われなくなっています。

2つめの型の筋強直性ジストロフィーが認識されるようになったので，1型（あるいは2型）の筋強直性ジストロフィーという用語，あるいはDM1とDM2という略語に出会うことがあるかもしれません。しかし，1型の患者のほうがはるかに数が多いと思われるので，特に型について言及されていなけ

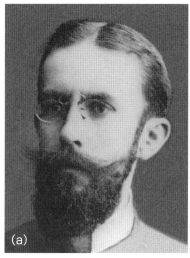 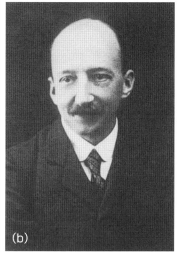

図 1.1　特別な病態として筋強直性ジストロフィーを発見した人びと
(a) ハンス・シュタイナート　ライプツィッヒ（1875-1911）
(b) ウィリアム・バッテン　ロンドン（1866-1918）

れば本書では 1 型のことだと思ってください。

　似たような名前ですが，別の状態に使われるものとして，**先天性筋強直症**（トムゼン病ともよばれます）があります。この病気はジストロフィーではなく，筋肉の症状は一生涯悪化することはありません。**筋ジストロフィー**という病名は，筋肉に進行性の筋力低下が起こるさまざまな病気の一群を指します。この包括的な病名のなかには，ほかの病気と一緒に筋強直性ジストロフィーも含まれます。ほとんどの筋ジストロフィーの患者は，筋強直性ジストロフィーではなく，ほかのタイプです。**先天性筋ジストロフィー**が，先天性筋強直性ジストロフィーとは別のものであることを知っていることは，特に大切です。ほかの筋ジストロフィーに関する情報は本シリーズの『筋ジストロフィー　ザ・ファクト』をみてください。

● **訳注**：日本語版『筋ジストロフィー　いま筋ジストロフィー患者の生活と治療を見直す　ザ・ファクト No.2』アラン・E. H. エメリー（著），貝谷久宣（訳），1996，ライフリサーチプレス

表 1.2 筋強直性ジストロフィー　成人にみられる主要な症状

筋肉の症状	筋力低下 筋肉のこわばり（筋強直・ミオトニア）
ほかの症状	腸の障害と腹痛 心臓の拍動のリズムの障害 日中の眠気 白内障

　1型と2型の違いについては第6章で説明されています。すでに自分が2型であることが確かであれば，このあとの章はおもに1型について書いているので，すぐに第6章へ進んだほうがよいかもしれません。

C　おもにどのようなことで困るか

　もう，あなたはきっと，診断を受けた病名についてよくおわかりになったと思うので，筋強直性ジストロフィーのおもな特徴についてざっとご説明するときがきました。あとの章では，それらについてもっと詳しくご説明します。筋強直性ジストロフィーはとても個人差が大きいので，これからご説明することは，そのままあなた，あるいはあなたのご親戚にはぴったりと当てはまらないかもしれないということは，心にとどめておいてください。しかし，もしまったく似ているところがなければ，診断そのものを疑うことは理にかなっているといえます。

　表 1.2 は，筋強直性ジストロフィーの成人患者にみられるおもな「困りごと」をあげたものです。患者たちは，これらの「困りごと」のため医療の助けを求めます。もちろん，多くの患者は，自分の症状を正確な言葉で表現することは難しいと感じており，筋力低下を「疲れやすい」と表現したり，筋強直（ミオトニア）のために筋肉を緩めることが難しいという特別な症状を，多くの場合は筋肉のふつうの「こわばり」であって，筋肉ではなく関節の問題と考えたりしています。

　これらの症状は，便宜的に筋肉そのものの問題と，ほかの臓器系統の問題に由来するものに分けることができます。2番目のグループは，筋肉の症状と同程度か，あるいはもっと重要なので，筋強直性ジストロフィーの発病のときから，この病気は単に筋肉の病気ではなく，多くの臓器系統の病気であ

表1.3 筋強直性ジストロフィー　非常に多様な病像

発　病	0〜80歳
筋肉の問題の重症度	まったくない〜重度
ほかのタイプの問題	まったくないこともあるし，筋肉の症状よりも支障があることもある
発病年齢との関係	一般には発病が早いほど，症状は目立つ
家族内のパターン	個人差が大きい。特に世代間で違いが目立つ

ることを認識することがどうしても必要です。第4章では，このさまざまな臓器の症状について詳しくご説明します。

　ここで，筋強直性ジストロフィーはその重症度に著しい個人差があるだけでなく，症状のタイプや発病の年齢にも人によって，大きな違いがあることを強調することがとても大切です。実際のところ，この病気は，医学で知られている病気のなかで最も個人差がある病気で，そのために患者やご家族だけでなく医師にも，この病気であることを認識することが難しくなっています。**表1.3**は，この点を簡単にまとめたものです。しかし，本書を読むすべての方にとって重要なことは，1人の患者においてここに書かれているすべての問題が同程度に起こりやすいというものではなく，また同じ血縁者の方であっても症状の出方が違っていたり，特に晩年になって発病した方の場合は，人によって重大な医学的問題が起こらないこともありうるといったことをきちんと理解することです。反対に早く発病した方，特に生まれたときに問題があった方（先天性筋強直性ジストロフィー）は，成人になって発病した方とまったく異なったパターンの問題を示すことがあります。

　●**訳注**：ここでいう「家族（family）」は父母兄弟だけでなく血のつながりのある
　　人々全体をさしています。医学用語では家系といいます。以下の章も同様です。

　遺伝の問題は，つねに重要で心配なことです。筋強直性ジストロフィーの診断がいったんつくと，血縁者の方々はこの病気が遺伝病であるという重要な特質を認識することになります。この問題は，別の独立した章（第6章）を充てる価値のある重要なトピックです。多くの人にとって，血縁者のリスクについて正確な情報を手に入れるのが難しいということになるから特にそうなのです。

　この数年の間に，遺伝のリスクについてのご質問にお答えし，ご家族のな

表 1.4　筋強直性ジストロフィー　目印となる重要なできごと

1909	筋強直性ジストロフィーが，独立した病気であると初めて明瞭に記載された
1911	筋強直性ジストロフィーと白内障が関連していることが初めて記載された
1916	筋肉の病変を顕微鏡で詳しく解析された
1947	初めての完全な家系，遺伝の研究が行われた
1960	先天性筋強直性ジストロフィーが初めて認識された
1971	初期の筋強直性ジストロフィー遺伝子のマッピング（●訳注：染色体上での位置決め）
1992	筋強直性ジストロフィーの遺伝子が同定された
2000	実験動物モデルで筋強直性ジストロフィーが初めて再現された
2001	2型筋強直性ジストロフィーの遺伝子が分離された
2003	筋強直性ジストロフィーが筋肉やほかの細胞にある有害なRNAによって発症することが示された

かの誰が筋強直性ジストロフィーを発病する可能性が高く，誰がそうでないかを正確に示す検査（●訳注：遺伝子検査をさす）を実施する私たちの側の能力が著しく向上しました。遺伝の研究によって，実際にこの病気と関連する遺伝子（もっとまれな2型筋強直性ジストロフィーと関連する別の遺伝子も）と病気の原因となるその遺伝子の変化が明らかになっています。この研究のおかげで，遺伝子の変異がどのようにして筋肉や心臓やほかの障害を受ける可能性のあるさまざまな臓器の病変を引き起こしているかを理解できるようになり始めています。これらのすべての臓器の複雑さについてじっくり考えてみると，さまざまな発病に至る段階と相互関係すべてを明らかにすることは難しく，時間が（そしてお金も）かかるということが，ほとんど驚くに足らないことだとわかります。しかし，第8章で説明しようと思いますが，10年前と比較すると，私たちの理解は驚異的といえるほど深まりました。

　最後に，この幕開けの章で皆さんが最も重要であると思っている質問について触れようと思います。薬物治療，予防そして根治的治療に関して実際に何ができるでしょうか。また，もしそれらが現在のところ不可能であるなら，現在受けることができる最善の医学的管理，ケアそして総括的な援助を受けているかどうかを患者たちはどのようにして確かめることができるでしょうか。まだやるべきことがたくさん残っているといわなければならず，本書を書くことで，たとえわずかであっても状況を改善するのに役立つとよいと思っています。

　歴史的なアプローチが好きな方々のために，**表 1.4**に筋強直性ジストロ

フィーという病気の認識と理解において目印となる重要な出来事のいくつかを示しました。この病気が，1909年に初めて記載されてから1世紀がたちました。しかし，おそらく最近の10年間で，私たちの理解はそれまでの90年間とほとんど同じくらい進歩しました。同じ状況がこれからも続き，この深まった理解が近いうちに治療における恩恵をもたらすことを期待しましょう。

これまで，筋強直性ジストロフィーについては何も知らずに本章をお読みいただいたすべての方が，この主題について少しでもなじみのあるものと感じていただければよいと思います。では，さまざまなトピックについてもっと詳しく取り上げることにしましょう。

D 先天性筋強直症（トムゼン病に関するメモ）

この病気では，すでに指摘したように，明らかな筋力の低下は起こらず，ミオトニアによる筋のこわばりは，筋強直性ジストロフィーよりはるかにひどいのです。もしあなたがこの病気であれば，本書はあなたのために書かれたものではありません。残念ながら適当な情報源は思いつきませんが，インターネットは役に立つかもしれません。あなたは，筋強直性ジストロフィーが認識される何年か前にこの病気について文献に残るかたちで記載し，彼自身もこの病気にかかっていた，ユリウス・トムゼン博士について興味をもつかもしれません。彼は同じようにこの病気にかかっていて，しかも誰からも医学的問題があることを信用されず，陸軍に徴兵されようとしていた息子のために，論文を公表したのでした。この病気は，生涯を通じて同じ状態にとどまり，症状が悪化しません。このことを認識していることは重要です。

第2章 筋の症状と筋強直性ジストロフィー

> **🔒 Key points**
> - 筋強直性ジストロフィーの筋症状は人によってさまざまである
> - 筋強直性ジストロフィーの可能性があると考えない限り，診断はしばしば遅れたり誤ったりする
> - 筋のこわばり（ミオトニア）は診断するうえで重要だが，患者にとっては筋力低下ほど重要ではない
> - 筋強直性ジストロフィーの2つの型（1型と2型）は筋肉の障害されるパターンが異なる
> - 診断をつけるうえで家族歴も含めて臨床的な判断（●訳注：検査ではなく）が一番重要なステップになる。

A 診断をつけること―それを患者はどのようにみているか

　ある患者を，筋強直性ジストロフィーと初めて診断すること。これは，いろいろな専門領域のさまざまな医師によってなされる可能性があります。それは，はじめにどのようなタイプの症状で患者が困り，そのために医学的なアドバイスを受けるようになったかによって決まります。専門医ではなく，注意深い家庭医がこの病気を疑うこともあります。もし，小児期に発病すれば，小児科医やほかの家族の方を診察した臨床遺伝医が関係する初めての医師となることもあり，もしかするとあなたが自分自身で認識するかもしれません。しかし，大部分の患者は筋肉の症状があるので，ほとんどの場合は脳や神経や筋肉の病気の専門医である神経内科医が初めて診断に関係することになるでしょう。したがって，ここでは専門的診察を受けたばかりあるいは神経内科医を紹介されたばかりの人の視点で状況をながめ，これからどんなことが起こりうるか，予想されるものごとの推移について概要を述べるといったことでお話を始めることが有意義であると思います。第1章ですでにお示ししたように，**筋力低下**と**こわばり**が筋強直性ジストロフィーで起こってくる2つの主要な筋肉の症状です。ほとんどすべての患者にとって，最も

困るのは筋力低下です。もし医師が筋力低下よりもこわばり（筋強直）のほうに関心を示しているようであれば，あなたはいらだちを覚えるかもしれません。しかし，筋強直性ジストロフィーという診断をするために重要なのは，上に述べた**両方**なのです。筋力が低下する原因はたくさんあり，筋強直の原因もかなりいろいろあります。しかし，1人の患者に両方一緒にみられれば，いかなる検査を行う前であっても，筋強直性ジストロフィーの診断はほとんど確実なのです。

❓よくある質問

Q もし，そんなに単純であるなら，なぜあれほど多くの筋強直性ジストロフィーの患者が何か月もあるいは何年も診断を受けずにいるのですか？　そしてなぜ無視できない数の患者がはじめ誤った診断を受けているのですか？

A この疑問に対する答えは，完全に医師の過失や無知のせいだというわけではありません。なぜなら，診断は医師の頭のなかに浮かんだとき初めてつけることができるものだからです。そして，これは彼らの知識だけによって決まるものではなく，どのような症状が述べられるかにもよるからなのです。神経内科医ですら（特別な興味をもっているごく少数の人は別として），1年のうちにたった2〜3人の筋強直性ジストロフィーの患者しか診ないでしょう。一方，ほかの分野の医師はごくまれにしか診ないでしょう。したがって，症状がよほど明確でない限り，彼らはそれについて考えているという可能性が低いのです。実際のところ，患者はしばしば筋強直性ジストロフィーの症状について，あいまいにしか表現しません（症状を最小限にしかいわなかったり，症状があることを否定したりすることもあります）。したがって，これらのことがすべて合わさって，誰もこの病気のことを考えもしないということが，あまりにもしょっちゅう起こるのです。**表2.1**に，おもな理由のいくつかを示します。

それでは，どのようにしたらあなたやあなたの親戚が，このような不幸な状況を避けられると確信できるでしょうか。**表2.1**がある程度教えてくれま

表 2.1　筋強直性ジストロフィーが診断されないでいる理由

医　師	この病気の特徴をあまりよく知らない まれにしかこの病気の患者を診ない 患者の話に耳を傾けない 家族歴（●訳注：家族が同じ病気にかかっている様子）をよく聴取しない
患　者	症状を明確に述べない 筋肉の症状を，ほんのわずかしかないとかまったくないという 同じ病気にかかっている親戚のことについていわない

す。つまり，この表の後半の部分にあるような問題は確かに避けられ，そして医師が診断の鍵となる情報を得ていることを忍耐強く，一貫して保証できること（もし，家族の誰かがすでにこの病気であるとわかっている場合はなおさら）が絶対必要です。

　ここで，筋強直性ジストロフィーの筋力低下に関する特徴のなかでもとりわけどれが診断に役立つのか，そして何がほかの型の筋ジストロフィーやほかの神経内科の病気を除外するのに役立つのかについて，概略を述べることは価値があります。第一に**筋力低下のパターン**があります（**表 2.2** 参照）。これはとても特徴的で，特に顔面や顎の筋の障害，それに手や下腿の小さな筋肉とともにまぶたが垂れること（医学用語で眼瞼下垂といいます）と頸の筋肉の筋力低下もあります。特定の筋群が障害をまぬがれることも，これとほとんど同じくらい重要です。これらのなかには，特に大腿や肩，胴体の大きな筋があり，これらはほかの筋ジストロフィーではしばしば一番はじめに障害されます。しかし，2型の筋強直性ジストロフィーでは筋の障害のされかたはかなり異なっていることに注意してください（第 6 章参照）。

　筋強直（ミオトニア）が，筋力低下と一緒に存在すれば，とても特徴的です。したがって，筋肉を弛緩させにくいことについて，ここで述べることがとても大切です。たとえ，あなたがそれで困っていなくても，ものを握るという動作に関しては特にそういえます。筋強直は，患者にまず手をしっかり握るように言い，そのあとに指をぱっと開かせることによって調べることができます。また，親指の付け根の筋肉をしっかりと叩くことによっても調べられます。

　筋強直性ジストロフィーの患者のなかには，大勢ではありませんが，筋力低下はごくわずかしかなく，筋強直からくる筋のこわばりで困っているという人がいます。この場合，筋強直はあるが筋力低下はない（あるいはほとん

表 2.2 筋強直性ジストロフィーでもっとも障害されやすい筋群

障害される筋あるいは筋群	筋の医学的名称	障害されたらどうなるか
まぶたを持ち上げる筋	眼瞼挙筋	まぶたが下がる（眼瞼下垂）
顔面筋	—	表情がなくなる
下顎の筋	側頭筋 咬筋	下顎が下がる，（子どもでは特に）口呼吸言語不明瞭，顎の関節で音がする，顎がはずれる
頸の筋（特に前方への動き）	胸鎖乳突筋	頭を持ち上げるのが難しいむち打ち症の危険
前腕と手首の筋	回外筋，手首背屈筋	ものを持ち上げるのが難しい不器用
手の中の小さい筋	骨間筋，拇指屈筋	書きにくい，（ボタン留めなど）細かい運動がしにくいこわばり（筋強直による）
下腿と足首の筋	前脛骨筋，腓骨筋，足背屈筋	ふらつき，足がたれる

●訳注：筋の名称は，正しい解剖学用語とは異なっています。

どない）ほかの病気との区別が難しい場合があるかもしれません。これらのほかの筋強直性の病気は，いずれも大変にまれなもので，そのなかで一番多いものは**先天性筋強直症**あるいはトムゼン病とよばれています。

　筋強直性ジストロフィーの患者の多くは，筋以外の臓器系の症状をもっているので，たとえ筋肉の問題と関係ないように思われても，これらについて医師にお話しになることが正しい診断を受けるために大切です。実際のところ，次の章でお示ししますように，これらはとても大切であることがあります。

　もし，あなたに筋強直性ジストロフィーの診断を受けた——あるいはその病気ではないかと思わせるような特徴をもった——親戚がいる場合，たとえそのことについて直接尋ねられなかったとしても，その情報を医師に簡単に伝えることが大切です。もしかすると，そのおかげで診断がつくのがずっと早くなったり，診断が容易になったりするかもしれません。あなたの症状が，まったく関係ないということになる可能性もないわけではありませんが，もし，あなたの親戚が診療録（カルテ）を調べることを許してくれるなら，さらにいっそう助けになるでしょう。そして，同じ検査をあなたに対しても

一度くりかえして行わずに済むかもしれません。

　これまで述べてきたすべての段階を経ると，1回の詳しい丁寧な診察のあとに，より自信をもって筋強直性ジストロフィーの診断が強く疑われる（あるいは反対に可能性があまりないと思われる）ということができるようになるでしょう。そのことはまた，次に行うように指示される検査が，単にものごとをさらに混乱させるものではなく，的を得たものにする可能性が高くなることを意味します。

B　筋力低下の影響

　筋力低下の特徴的なパターンは，医師にとって正確な診断をつけるために重要であるだけでなく，それによって患者たちができなくなること，あるいは難しいと感じることが決まります。したがって，筋肉の病気である筋強直性ジストロフィーの最も重要な一面なのです。特定の筋肉の筋力低下によって引き起こされるおもな不都合な結果は，**表2.2**にあげられています。筋肉の解剖学的名称も，しばしばカルテに出てくるので書いておきました。この表のなかに，あなた自身の「困りごと」が見つかるのではないでしょうか。しかし，ここでまた繰り返しますが，筋強直性ジストロフィーはいかに個人差が大きいかということを強調することが大切です。たとえば，多くの患者にとっては，大きな抗重力筋の働きが必要な，イスから立ち上がることや1人で立っていることは，はじめのうちはひどく困るような問題ではありません。しかし，少数の患者，特に2型の筋強直性ジストロフィーの患者はこのことがとても困難であると自覚します。また，患者の主要な自覚症状は部分的には仕事やその他の活動を反映し，同じ程度の筋力低下であっても，ある人にとってはほかの人よりもずっと困難を感じることを心に留めておく必要があります。

　多くの筋肉は，実際に具合が悪くなってみないと，その筋肉のことを考えてみないものです。このような点においてはたとえば，呼吸や嚥下（食べ物の飲み込み）に関係する筋肉は命に直接関係するのですが，これに関係する症状は，いずれも筋肉の症状であるとは思いもよらないでしょう。このことは，患者（さらに医師も）認識していないかもしれませんが，次の章で説明する多くの一般的な問題の基礎に，筋力低下が実際には存在することを意味しているのです。

原因が筋肉の病気であろうと，廃用（使っていないこと）であろうと，その筋肉を動かしている運動神経の病気であろうと，どの筋肉も弱くなると萎縮する傾向があります。ある程度の筋肉の萎縮は，ほとんどの筋強直性ジストロフィーの患者にみられ，困るような自覚症状があらわれる前にみられることもあります。昔の写真にも，よく筋肉の萎縮や筋力低下のパターンが写っており（特に顔面に），医師が発病の年齢がいつごろか判断したり，すでに亡くなった血縁者がこの病気にかかっていたかどうかを決めたりするのにとても役立つことがあります。

C 検査

これまでおおまかに述べてきたところは，医師の診察の一部を構成するものと思いますが，特別な設備や検査を必要とするものではありません。（家族の情報も含めて）注意深く病歴を聴き取り，詳細に診察を行いさえすれば，大多数の患者はこの時点で筋強直性ジストロフィーとほぼ確実に診断することができます。診断をつけるのに，検査を行うよりもこれらのことのほうがずっと大切であるとわかると，多くの人々はびっくりするでしょう。しかし，もし医師が病歴や診察でこの病気に重要な特徴的な部分を見落とすと，不適当な検査を指示したり結果が誤ったほうへいってしまうかもしれません。

もっとも，ほとんどの患者は診察での診断を確実なものにするために，あるいは診察での所見が非常に軽かったり典型的でなかった場合に，さらにほかの病気をきちんと否定する必要があるとき，ある種の検査を受けます。幸いなことに，おもに筋強直性ジストロフィーやその他の筋肉の病気の正確な遺伝子検査ができるようになったおかげで，受ける検査は数年前と比べると今はずっと数が少なくなり，不快なものでなくなりました。しかし，診断のためではなく，医学的な病状の管理の一部分として，さらに検査を受ける必要がある場合があります。これらについては第10章で扱います。

検査は，便宜上，血液検査と筋肉検査に分けられます。

■ 血液検査

最も重要な血液検査は，筋強直性ジストロフィー遺伝子に起こった特別な変化を探す遺伝子検査です。そして，この変化はほとんどすべてのふつうの1型筋強直性ジストロフィー患者に存在します。この検査については，家族

の方の診断の観点からのちほど詳しく述べますが，筋強直性ジストロフィーによると考えられる症状があるほとんどの患者において，この病気の診断を確定（あるいは除外）することができます。別の遺伝子検査がはるかにまれな2型の筋強直性ジストロフィーの変化を見つけ出すことができます。

　ほかの血液検査では，筋肉の蛋白であるクレアチンキナーゼのレベルを測定します。クレアチンキナーゼは多くの筋肉の病気で上昇し，その病気がどのくらい活動的であるかの指標を与えます。しかし，これが正常であるからといって，その人が筋強直性ジストロフィーではないということを**意味しません**。

■ 筋肉の検査

電気生理学的検査（筋電図）

　これらの検査は本物の筋強直（ミオトニア）にみられ，ほかの筋のこわばりの原因になる病態にはみられないような特徴的な筋肉の電気的興奮を示すものです。スピーカーで音を聴きながら記録すると，急降下爆撃音そっくりの音がします。これを記録するためには，細い針を筋肉の中に刺す必要があり痛みを伴うかもしれません。しかし，（私は自分に対してやってみたことがありますが）ひどく痛いものではありません。現在では，この検査はおもに不確かな点があるときか，ご家族のなかに確実にこの病気の診断を受けた方がいないときに実施されます。しかし，筋電図は結果が確実というわけではありません。もし，患者が本当にごくわずかにしか障害されていないときは，この検査で筋強直が見つからない可能性があるのです。

■ 筋生検

　筋生検では，顕微鏡で観察したり生化学的分析を行うために，筋肉のごく小さな部分を取り出します。そのためには，皮膚を少し切開する必要があります。あるいは，（大きな）針を使って行うこともあります。痛みがないように，局所麻酔薬を使う必要がありますが，それでもいやなものです（私もこの検査を受けたことがあります！）。筋生検では，筋強直性ジストロフィーに比較的特徴的な変化が得られますが，現在は診断に本質的に重要ということはあまりなくなりました。研究のために筋肉の組織を分析することは非常に大切ですが，もしこの検査がそのために行われるのであれば，そのための特別な承諾を求めなければなりません。

第3章　将来の見通し

> 🔒 **Key points**
>
> 　一度，筋強直性ジストロフィーと診断され，病気があることを自分でも受け入れるようになると，以下のような質問があり，お答えしなければならなくなります。
> - 筋力低下はどのくらい悪くなるのか？
> - そしてどのくらい急速に？
> - 今のところ問題がないほかの筋にも広がるのか？
> - 将来車イスが必要になるのか？
> - 将来は親戚の人たちと比べてよいのか悪いのか？

　まもなくおわかりになるように，これらの質問にお答えするのは，やさしくありません。しかし，少なくともその方にある程度の見通しを与えることは可能です。ここでは，筋肉の症状についてだけ取り扱い，病気が健康に与えるほかの影響については次の章で扱うことにします。

　まずはじめに，筋肉のこわばりすなわち筋強直に関しては，見通しを述べることは簡単です。筋強直は，診断されたあとどんどん悪くなることはめったになく，何年もすると改善することもあります。しかし，だからといって，そのために患者が大して楽になるわけではありません。なぜなら，大方の人々は筋強直によって困ることはどっちみちほとんどないからです。最も気になるのは，筋力低下です。というわけで，筋力低下は将来どうなるのでしょう。

　この点に関して，ほとんどの医師は，特に筋強直性ジストロフィーにたくさんの経験がある私のような医師は，まずはじめに，患者がどのような点に「どうしようもない」と感じているかについて知りたいと思い，詳しくお尋ねするようになるでしょう。しかし，実際のところ筋強直性ジストロフィーは相当個人差が大きいことがありうるだけに，私たちの予想ははずれる可能性が高いのです。いくつかの質問に戻って，どのくらいまでお答えできるかについて考えるのが一番よいと思います。

もし，あなたが筋強直性ジストロフィーで，すでに明らかな筋力低下がおありなら，(有効な治療法が見つからない限り)将来はもっと悪くなると考えてほぼ間違いありません。悪化の程度は，あなたの年齢によります。もし，あなたがすでに50歳を超えていて筋力低下がごくわずかであれば，筋力低下はあなたの残りの人生を通じてわずかにしか悪化しないでしょう。遺伝子検査や白内障のために，この病気であると診断を受けたが，この年齢で筋力低下がまったくなければ，きっとはっきりした筋力低下があらわれることはまったくないかもしれません。これに対して，もし若年成人で筋力低下が起こってきたのであれば，確実にだんだんと悪化し，何年も経つと筋力低下は重度となるでしょう。しかし，もし若くて診断されても，その原因が筋力低下ではなく筋強直であれば，あるいは親戚がこの病気であるという理由であれば，将来筋力低下が大きな問題になる可能性はずっと不確かです。

　症状のある若年の子どもたちは，一定期間改善を示すことがあります(第5章参照)。症状が急速に悪化するかどうかということに関しては，確実にそうではないだろうと断言できましょう。筋強直性ジストロフィーの症状は，(たとえば多発性硬化症のように)突然変化することはありません。また，進行のスピードが変化することもふつうありません。したがって，たいていの場合，最も判断のうえで頼りになるのは，過去3, 5, 10年でどのくらいの変化があったかということで，少なくともおおまかにはこれを将来に投影することができます。5～10年の期間にわたって，ほとんど変化のない人もいます。しかし，より多くの人では症状は月単位ではなく年単位で変化します。多くの患者は，間違いなく彼らの主治医よりも後まで生きます。
　ほとんどの患者は，車イスを必要としないでしょう。少なくとも，家のなかでは使わないでしょう。これは，体重を支え歩行に使う大きな筋肉は軽度にしか障害されないからです(ただし2型は除く)。筋強直性ジストロフィーは，この点において，デュシェンヌ型筋ジストロフィーやこれに似た筋ジストロフィーとは完全に異なっているということを認識することが大切です。一方，いくつかのほかの筋肉の筋力低下は，移動がまだ無理なく可能である時点で重大な問題であるかもしれません。
　親戚の人に起こったことから，重症度を予測することは大変困難です。その理由は，遺伝子の変化それ自体が，同じ家族のなかでも実際にきわめて症状の軽い人から重症の人までさまざまであることがわかっているからです。

第3章　将来の見通し

　筋強直性ジストロフィーは寿命を短かくするのでしょうか？　単純にお答えすれば，そういうことがありうるが必ずしもそうとは限らない，そして多くの致命的となりうる合併症は避けることができることになります。ほとんどの筋強直性ジストロフィーの患者は，筋肉の病気のためではなく，心臓や肺の問題，手術の合併症など，次の章で扱われるもっと一般的な問題で亡くなるのです。第10章で，それらをどうやって避けたらよいか，そして，ほとんどの若いころの筋強直性ジストロフィーでの死亡は予防できるということを認識することは，本質的に重要であることを説明しようと思います。もし発病が晩年であれば寿命はおそらく影響を受けません。重症の先天型の場合，生後1か月以内に高い死亡率がみられます。

　まとめると，あなたは新たに診断された筋強直性ジストロフィーの患者として，自分の病状について理解を深める方法を講じ，それらに注意を払い，不必要な問題を避け，優れた医療的ケアを受ける限り，活動的で生産的な何年もの期間が目の前に開けるはずです。この点において，人生に関する肯定的な見通しは疑いもなくあなたを助けるものとなるでしょう。

A　家族のパターン

　家族のなかに重症の方がいたり，あるいは軽症の方がいたりすると，あなた自身もその人とほとんど同じ経過をたどるのではないかと思ってしまうのは無理からぬことです。しかし，これはまったく違っています。同じ家族のなかでも人によって著しく違いがあるのが，この病気の1つの特徴です。後の章で，どうしてそのようなことが起こるのかについて説明するつもりでいます。一般的に，筋強直性ジストロフィー兄弟姉妹（同胞）の間は，異なる世代の間と比べて個人差が少ないのですが，若い世代は，古い世代と比べてより重症であるようにみえることがよくあります。その世代間の違いは，著しく重症な子ども（第5章参照）の母親は，しばしばごく軽度の症状しかないという場合において，顕著にみられます。遺伝的リスクに関する話題全体は，第7章において詳しく扱います。

B　どうすると悪くなり，どうするとよくなるか？

　現在のところ，この病気の経過を明らかに改善させる薬物治療は存在しま

表 3.1　筋強直性ジストロフィーを悪化させる可能性のある因子

①	ケ　　ガ
②	動かないでいること（不動）
③	非待機的手術*あるいは麻酔
④	過 体 重（肥満）
⑤	知られている合併症に対する無知（あるいは無視）
⑥	誤診に基づく治療

（＊■訳注：十分な準備なしに急いで受けなければならない手術）

せん。しかし，いくつかの臨床試験が実施されようとしています。食事も運動も明らかな効果をもつものはありません（第 10 章参照）。一方，あなたの病状を悪化させうる因子がいくつか存在し（**表 3.1**），そのなかには避けることができるものもあるので，知っていることは有益です。

　そのリストの一番上にくるのは，ケガ，特にそのために何週間も脚にギプスを巻かれたりベッドから離れられなかったりする場合です。比較的短期間動かなかっただけで，どれだけ筋肉がやせて力が弱くなるかは驚くほどです。したがって，ケガ（いかなるものであっても，そして特に転倒によるケガ）をどのようにして防ぎ，そしてたとえケガをしても，できる限り動ける状態を確実に保つことを注意深く考える必要があります。

　明らかに完全に防ぐことができるものばかりではありません。そして，すべての起こりうる危険から自分自身を完全に守ることはできません。しかし，多くの「事故」はある程度の思慮と計画があれば，実際には予防可能です。あなたの家をみてごらんなさい。

・階段は安全ですか？
・手すりや取っ手やそのほかの助けとなるもの（第 10 章参照）が取り付けられるべきではありませんか？

　ひょっとしてあなたは必要なことをやるのを先延ばしにしていないでしょうか。あるいは，ひょっとしてあなたは自分が何か問題を抱えていることを認めたくないと思ってはいないでしょうか（「親戚が使っているのを聞いたことがある」とはあまりにも高慢で頑固なせりふです！）。

　仕事や車の運転の状況についても，まったく同じようによく調べる必要があるでしょう。状況を変えるためには誰かの助けが必要かもしれません。しかし，最低限必要なことはどんなことをしてもケガを避けることです。

病気や手術のために動かないでいる（不動）と筋強直性ジストロフィーをさらに悪化させる可能性があります。このような状況下では，身体はしばしば自分自身の蛋白を分解して使用します。そして，そのなかには筋肉の蛋白が含まれます。

　体重は重要で，また難しい問題です。体重が重すぎる（過体重：肥満）のは，実際のところおそらくこの病気そのものの経過を変えることはありません（けがをしやすくなることはありうるかもしれませんが）。しかし，確実に筋力低下がひどくなったようにみえます。なぜなら，自分ではわかりませんが，本質はすでに弱くなっている筋肉に対して余分な荷物を運びまわるように頼んでいることだからです。

　妊娠は，その合併症のために余計に動けなくなることさえなければ，たぶん明らかな悪化要因にはなりません。でも，確かにだんだんと疲れやすくなってくる可能性はあります。小さい子どもの世話をしなければならないことでも疲れやすくなります。

　運動は，ケガをしやすくなることがなければ，多分同様に有害な要因ではありません。しかし，逆に同じくらい運動が筋力低下の自然の経過を改善させるという可能性もありません。

　要するに，筋強直性ジストロフィーの人が従うべき「すべきこととすべきでないこと」は，ほとんどこれまで述べたような常識的なことがらばかりです。それにもかかわらず，私はこれまでこれらを無視する患者をたくさんみてきました。そして，ほんの一部の方ではありますが，実際に具合の悪いことが起こっています。したがって，当たり前のように思われることをことさらに強調することに対して謝罪する必要を感じておりません。

第4章　筋肉だけの病気ではない

> 🔒 **Key points**
> 　筋強直性ジストロフィーは以下のような体のほかの所にも問題をもたらすかもしれません。
> - 心臓
> - 肺
> - 顎と舌（嚥下の問題をひき起こす）
> - 腹部（特に腸）
> - 眼
> - 脳（しばしば眠気）
> - 体のホルモンのレベル

A　もっと広範囲の筋強直性ジストロフィーの影響

　もし，あなたが筋強直性ジストロフィーであるという診断を受けたばかりであるならば，何年か先に深刻な問題に発展するかもしれない筋肉の状態をおもちであることを受け入れるのは難しいでしょう。そのうえ，心臓やその他の臓器の問題が起こるかもしれないと告げられるのは，特に起こりうる問題のリストが長く重大そうにみえるだけに，患者にとってやっかいな心理的打撃です。私は，本章で，これらの問題に対して建設的な考え方ができるようにするつもりです。そして，とりわけこれらの筋肉以外の諸問題の可能性と重要性を認識することは，重大な健康上の問題を避けるうえで一番役に立つこと，建設的な計画を立てて，自分自身の健康を良好に保つための主要な方法の1つであることを示すつもりです。しかし，それができる前の時点ではとりあえず，患者も医師も筋強直性ジストロフィーは単に筋肉だけの病気ではないことを受け入れていただく必要があります。

　表4.1に，筋強直性ジストロフィーに起こりうるおもな全般的な健康上の問題のいくつかを示します。このリストは，人を不安にさせるほど長いようにみえますが，ほとんどの患者はこれらの問題のうち数個しかもたず，まっ

表 4.1 筋強直性ジストロフィー　全般的な健康上の問題

心　　臓	（心拍の）リズムが乱れる
胸　　部	感染を繰りかえす
嚥　　下	食べ物がのどにつかえる，窒息する
胃腸障害	便秘，下痢
腹　　痛	しばしば胃腸障害と関係
視力低下	白内障に関係があるかもしれない
眠　　気	特に昼間

たくこれらの問題があらわれない方もあります。そして，最も重要なことはこれらの問題のいくつかは，**もし**それらが認識されたら，避けたり予防したり，適切な行動によって治療を受けることができるということです。以前に述べたように，これらの一般的な問題のいくつかは間接的には筋力低下によるものですが，ほかのものは完全に筋肉とは別の病的過程の結果，起こるものです。筋強直性ジストロフィーの子どもたちは，しばしばかなり異なった特徴を示しますので，第5章で検討することにします。これらの筋肉以外の問題ははるかにまれではありますが，2型の筋強直性ジストロフィー患者にも起こります（第6章参照）。もちろん筋強直性ジストロフィーの患者は，まったく別の病気にかかることもありますから，特定の症状が筋強直性ジストロフィーと関係するかどうかについては注意深く考えなければなりません。

B 心臓

　心臓は筋肉でできているので，筋強直性ジストロフィーで心臓が悪くなるかもしれないというのは，それほど驚くことではありません。はじめに，いろいろな心臓の病気が起こるということではないことを強調すべきでしょう。たとえば，冠動脈性心疾患（●訳注：心筋梗塞や狭心症）のリスクはさまざまな集団で最も頻度の高い死因ですが，筋強直性ジストロフィーでは多くありません。また，高血圧や脳卒中も多くありません。実際，血圧は筋強直性ジストロフィーではしばしば低いですが，これは医師が（たとえば手術後のように）血圧を「正常」に保とうと努力しない限りは無害です。普段の血圧に注意を払うことは，必要なときに医師にこれを知らせることができるので，価値があります。

筋強直性ジストロフィーで起こりうるおもな心臓の問題は，心拍の伝導に障害があることです。これは，ふつう心臓の大部分がまだ正常なときに，心筋（心臓の筋肉）の小さな領域（刺激伝導組織）が障害されることによって生じます。その結果，心拍が速くなりすぎたり，遅くなりすぎたり，不規則になったりすることがあります。いずれの場合も，心臓の機能に問題が生じ，息苦しさやめまい，失神，動悸などが起こります。胸痛はあまり多くありません。これらの症状のいずれかがあらわれたら，重大なことと考えてきちんと検査をする必要があります。検査には，いつも心電図が含まれ，状況によってはほかの心臓の検査が必要になります。もし，心臓の専門医（循環器科医）か病院の医師（内科医）が診察する場合は，あなたが筋強直性ジストロフィー患者であることを知らせなければなりません（彼らはこの病気についてよく知らないかもしれませんので，関係ある情報を彼らに伝えるのは価値があります）。もし，あなたが神経内科医に診てもらっていれば，彼らがこの病気の心臓のことを忘れていないということが大切です（なぜならそれは，彼ら自身の診療の領域でないからです）。

　心臓の伝導の問題は，大部分は満足できるほど治療可能ですが（第10章参照），一番はじめの段階で予防できればそれに越したことはありません。運のよいことに，心電図は起こりそうな問題を事前に見抜く単純な方法で，軽度の伝導の遅延がある場合は特にそういえます。このような理由から，心電図はすべての患者に対して診断がついたときと，おそらくその後，年に1回の頻度で行われるべきです。心電図が正常であれば近い将来に重大な心臓の伝導の問題が起こる可能性は少なくなるといえます（除外はできませんが）。また，心電図を毎年記録していれば，年ごとの記録を比較することができます。骨格筋の問題が比較的軽い患者でも，心臓の障害は起こりうるということを認識していることは重要です。

C 胸と肺

　筋強直性ジストロフィーでは，肺は直接に障害されることはありませんが，呼吸筋（横隔膜と肋間筋）は障害されます。その結果，いろいろなことで問題が起こる可能性があります。第一に，呼吸筋の筋力低下により咳をして胸部から分泌物を一掃することが難しくなり，胸部の感染症を繰り返すことになります。これは，症状がより重度な患者にたいていみられます。しか

し，嚥下（飲み込むこと）の問題（次の項目を参照）により食物が「間違った道に行ってしまい」胸に入ってしまうことがあれば，さらにひどいことになります．もし，あなたが筋強直性ジストロフィーをおもちで胸部感染症になれば，呼吸筋の機能と嚥下の問題の可能性の両方について詳しく調べるべきで，そのためには特殊な検査が必要になるかもしれません．

呼吸筋の筋力低下の結果起こりうる2番目の問題は，血液の中の酸素のレベルが低下することで，これは特に夜間にあらわれ，そのために眠気や頭痛が起こります．これもまた，注意深い検査が必要な状態です．心電図のときと同様に，とても簡単な呼吸の検査を定期的に行うだけで，ひょっとしたら近い将来問題が起こるかもしれないことが示されますし，一方，結果が正常であればそういうことが起こりそうもないことがわかります．

D 嚥下の問題

多くの筋強直性ジストロフィーの患者は，顎や舌がときどきこわばり，そのために噛んだり飲み込んだりすることが難しいことに気付いています．また，ときどき顎は「本来でない場所にきてしまう」（●訳注：顎関節脱臼といいます）ことがありえますが，たいていは自分で戻すことができます．この噛むときのこわばりは，これらの筋肉の筋強直によるものですが，これは嚥下の「不随意」の部分，つまり食物が口からさらに奥のほうに移動し食道を下降して胃に達するまでにおいて，あらわれる問題ほど重要ではありません．

ここでは，「不随意」あるいは「平滑」筋が問題の過程に関与しており，筋強直性ジストロフィーにおいて起こりうるように，いったんそれが障害されると，食べ物や液体がある場所にひっかかったり，胃ではなく肺のほうへいく管に入ってしまったりするかもしれません．これは，胸部感染症を引き起こす可能性があります（前項を参照）．しかし，このようなことがあると患者は食べたり飲んだりするときに咳をしたりゼロゼロ，ブツブツという音を立てるかもしれません．また，食物がひっかかったように思われ，何か液体を飲むことで洗い落とさなければならないかもしれません．もし，嚥下の問題が著しければ，特殊なX線検査で詳しく調べなければならないでしょう（●訳注：嚥下造影検査といいます）．また，言語嚥下療法士（●訳注：日本では言語聴覚士がその仕事をしています）の助言により助けが得られる可能性があります．これをどのように管理しようとしたらよいかについては第10章に示され

ますが，心臓の問題と同じように，患者と医師の双方がこの問題は筋強直性ジストロフィーの症状の一部として生じていることを認識するのが本質的に重要です。

E 腹痛と腸管の問題

　腹痛と腸管の問題は，筋強直性ジストロフィーではきわめてありふれており，それ自体めったに危険なことにはなりませんが，患者にとってはとても厄介な問題です。その実際の危険性は，外科医やそのほかの医師がそれを正しく理解せず，それらが筋強直性ジストロフィーと関係している——あるいは，実際その患者がそのような状況にある——と認識しないことです。外科的な治療を必要とすることはごくまれです。外科治療は危険なことがあり，役に立ちそうにありません。

　すべての筋強直性ジストロフィーの患者にとって，体の異常な状況がいろいろな形をとってあらわれることについて十分情報を得ていること，そして必要なときは主治医にそれを伝えられるように準備できていることがいかに大事であるかについてのすばらしい例が，ここにあります。

　筋強直性ジストロフィーの腹痛は，たいてい疝痛様（発作的に起こる激しい腹痛）であり，しばしば腹の中心部に生じますが，場所はさまざまです。多分大腸の壁にある筋肉（●訳注：平滑筋）が無制限に収縮するために起こるもので，「過敏性腸管」とか「痙性結腸」とかいう言葉で知られている状況によく似ています。たいていは，腸の筋肉を弛緩させる薬（第10章参照）で改善しますが，患者さんによってはひどく痛いこともあります。強力な鎮痛剤は避けるのが最善で，やめられなくなってしまうこともあります。健康的な，食物繊維の多い食品をとることは賢明な方法です。この痛みは，虫垂炎，腸閉塞，胆嚢炎と間違われることがあり，しばしば手術を受けることになってしまいます。もちろん，筋強直性ジストロフィーの患者はこれらの病気にかからないということはありませんが，決して外科医に筋強直性ジストロフィーとその腸管の問題について知らせずに手術を承諾してはいけません。その場合でも，可能であれば手術は，特に緊急の手術としては，避けるのが最善です。

F　眼の問題

　まぶたが垂れ下がってくることはすでに書きましたが（●訳注：2章 p4 参照），これは重大な問題になることはめったにありません。手術を行うことができますが，その効果はいつまでも続くわけではありません。もっと重要な眼の問題は，白内障です。白内障は，比較的若い年齢から生じることがあります。筋強直性ジストロフィーの初期の白内障は，どちらかというと特徴的なので，眼科医が，一番はじめにこの病気の診断をつけることがあります。幸いにして，白内障の手術（濁ったレンズを取り除くこと）の結果は素晴らしいものです。この手術は，とても軽い麻酔あるいは局所麻酔で行えますので危険性は最小限です。

　筋肉に問題がほとんどあるいはまったくなく，白内障が唯一の医学上の問題であるという筋強直性ジストロフィーの患者がいることは，何年も前から知られていました。このようなことは，高年齢で発症した患者に特にみられます。このような患者では，自分が筋強直性ジストロフィーであることを，親戚が筋肉の症状のためにこの病気と診断されるまで，知らないこともあります。どうしてこのようなことが起こるかは最近まで謎でしたが，今ではこの病気の遺伝子の変化にはさまざまな程度があることで説明されています（第8章参照）。

　筋強直性ジストロフィーでは，白内障がおもな眼の問題ですが，そのほかにもいろいろな障害が起こることがあります。最も多いのは，過剰に涙が出たり眼が刺激されるように感じることです。したがって，この病気と診断を受けた一番はじめの詳しい一連の検査のなかに完全な眼科の検査を含め，また2～3年ごとにこれを繰り返すのが賢明です。白内障の所見があればなおのことです。過去においては，眼科の検査は将来，筋強直性ジストロフィーの症状が出てくる可能性がある親戚を見つけるために利用されました。しかし，これは必ずしも正確ではなく，現在では遺伝子の変異を直接検査することで置き換えられています。

G　眠気とこれに関係する症状

　過度の眠気（過眠）は，筋強直性ジストロフィー患者に共通の訴えです。そして，それはしばしば家族によって気付かれます。多くの患者は，夜間十

分に睡眠をとっても，また一日中特別に活動したということでなくても，ほんのわずかの機会があればすぐに「眠りに落ちて」しまいます。さまざまな薬が試されましたが，いつも助けになるというわけではありません。しかし，多くの人たちはこの症状がすでに知られている病気の症状の一部であるとわかるだけで安心します。最近モダフィニルという薬がすべてではないにせよ多くの患者にとって助けになることがわかってきました。試してみるのは十分価値があります（第10章参照）。（●訳注：日本ではモディオダール®錠という商品名で，ナルコレプシーという病気と治療しても過度な日中の睡気が残存する閉塞性睡眠時無呼吸症候群の患者に対して使用することが承認されています。筋強直性ジストロフィーの眠気に対しては適応外使用になる可能性があります。また，重篤な不整脈のある患者は使えません）。過眠の原因が，不十分な呼吸（●訳注：本章p22, 23参照）であることを除外することはつねに重要です。しかし，よほどひどく障害されている患者でない限り，これが関与していることを証明することはできません。

　多分，過度の眠気は筋肉というよりも脳に原因があります。そして，患者によっては活力の低下や自発性の欠如がみられますが，これらも脳に原因があるのかもしれません。これらの問題は，小児期発症の場合により高頻度にみられますが，すべての年齢に起こりえます。しばしば両親や介護者にとって問題になりえますし，時に筋肉の症状よりも毎日の生活の支障となります。しかし，多く（おそらく，大部分）の筋強直性ジストロフィーの患者には，この種の問題は起こりません。そして，この病気の方がありとあらゆる責任ある，そしてしばしば熟練を要する専門的な仕事に就いているのを見つけることは，難しくないということも強調する必要があります。

H　ホルモンの問題

　この問題は，男性にも女性にも起こりえます。そして，おそらく認識されている以上に多いものです。糖尿病（一般集団においてもとても多い病気ですが）は，おそらくこの病気ではいくぶん頻度が高くなっていますが，概して軽度です。それより，ずっと多くの患者は，特殊な検査（●訳注：耐糖能検査）をしたときに糖尿病の傾向を示します。しかし，大部分の患者はそれもありません。

　男性では生殖能力が低下するかもしれません。これは精巣の萎縮によるものです。インポテンツやその他の性的問題は，みなさんこの話題を取り上げ

ると当惑するので，ほとんど確実に過小評価されています。しかし，糖尿病のこともあるので，一般集団全体と比べてどれだけ頻度が増えているのかを知ることは困難です。女性では，男性ほど生殖能力は低下しません。しかし，妊娠中に一連の重要な問題（第7章で扱いますが）が起こる可能性があります。月経やその他のよくある婦人科的問題も，やはり頻度が一般集団より多いかもしれません。

　上に述べた問題やその他のホルモンの（内分泌の）問題について詳細に検査をすることが必要なのは，おそらくすべての患者ではなく，これらの問題が疑われるような症状がある場合，あるいは簡単な検査（糖尿病に関して）の結果さらに検査したほうがよいと思われる場合だけです。

　私は，筋強直性ジストロフィーでときどきあらわれるが，筋肉が直接原因ではないような問題を網羅しようとしてきたわけではありません。多分一番よい道筋は，一見無関係にみえる問題が生じたとき，医師にその問題はもしかしてこの病気と関係があるかもしれないと注意深く考えてもらうようにお願いすることです。特に，（●訳注：手術が必要だといわれて）外科医を紹介される前には，ある特定の診療科の専門医師に検査や治療をしてもらう必要があるときは，その症状以外の「残りの」症状のことを忘れないように確認しなければなりません。忘れないでください——あなたがあなた自身の最良の代弁者であるために情報を得ておくことが重要です。専門医は狭い領域の専門家で，それ以外の領域についてはほんのわずかしかわからないという傾向はだんだん強くなっています。可能な場合は，あなたの状態を全体としてよくわかっており，さまざまな専門医の仕事を調整することができる人のもとでケアしてもらうべきです。よく情報を得た家庭医が，おそらくこれを行うには最善の位置にいます。また，子どもの患者にとっては小児科医です。しかし，そのような医師はごくまれです。このことは，第10章でもう一度取り上げます。

　それまでの間，当面の結論は自分の状況と起こりうる問題について，できるだけ知っているべきであることになります。本書を読んで，ご自身の体の状況とともに生活をすることで，多分あなたはほとんどの医師よりもよくこのことについてわかっているようになるでしょう。筋肉の病気の進行の問題とは違って，一般的な健康上の問題を避けるためにできることは，広範囲にあなた自身の手のなかにあるのです。

第5章　筋強直性ジストロフィーの子ども

> 🔒 **Key points**
> - 新生児が先天性筋強直性ジストロフィーであることを一番はじめに示すのは呼吸と哺乳の問題だろう。これは呼吸筋の弱さに起因する。
> - 先天性筋強直性ジストロフィーの問題は，ほとんどあるいはまったくこの病気について知識がなく，可能な限り情報を集めようとしている両親にとって難しいが，子どものケアと治療について決定するのに役立つであろう。
> - 小児のころの筋強直性ジストロフィーによる問題は，まれな2型では実際のところよくわかっていない。

　本書では，これまでは筋強直性ジストロフィーは成人の病気であるとみなしてきました。そして，最近までほとんどの医師と患者がそう理解していました。年長の子どもたちには，よく探すとこの病気の特徴の軽いものが見つかることがありますが，ふつうは成人になるまではあってもほとんど問題になることはありません。そして，典型的な筋強直性ジストロフィーでは，ほとんどの患者は子どものときは健康です。小児のころの筋強直性ジストロフィーによる問題はまれな「2型」では実際のところよくわかっていません。

　しかし，それとはまったく異なる重要な一群の患者があり，その場合は筋強直性ジストロフィーという病気が，新生児や乳幼児期に重大な問題を引き起こす可能性があるのです。これらの問題の多くは，筋強直性ジストロフィーの成人患者の問題とはまったく異なっており，これについては別の章を立てるに値します。そこで，本章では，そのような子どもをもつ両親，特に母親の視点からそれについて書いてみました。それに対して，本書のほかの部分では，読者（**あなた**）は筋強直性ジストロフィーの患者自身を意図しています。

　そのような両親にとって，問題がどのように始まるかということから説明を始めましょう。あなた方は，筋強直性ジストロフィーについて何も知りません。家族や親戚には筋肉の病気の人はいません。にもかかわらずあなた方

の生まれたばかりの子どもは，多分呼吸と摂食（食事をとること）に重大な問題があり，集中治療室に入れられ，人工呼吸器につながれていることさえあります。医師たちは，多分はじめは原因が何であるかわからなかったが，今は筋強直性ジストロフィーと診断されています。あなた方にとってさらに具合の悪いことに，母親が軽度の筋強直性ジストロフィーであることが見つかったのでしょう。自分では，完全に健康であると思っていたのですが，それが今はどうもあなたが，筋強直性ジストロフィーという，それもとても重症な形の病気を子どもに伝えたということらしいのです。

　このような状況におかれた人は，だれでも間違いなく，人生がばらばらになってしまった，そして悲しみと罪悪感と怒りが混じり合って，一番はじめに告げられたことをほとんど受け入れられないと感じるに違いありません。はじめのうちは，本章を読んでもあまり助けになりそうもないと感じるでしょう。しかし，時間が経つにしたがって感じ方が変わり，もし何かすることが可能であれば，あなた方の家族を襲ったこの災難について，もっと知る必要があると感じるようになるでしょう。そのときが，筋強直性ジストロフィーとこの病気が子どもとあなた自身に与える影響について，正確な情報を得ることが重要になるときなのです。

　あなた方は，多分すでに今まで筋強直性ジストロフィーについて何かお読みのことと思います。しかし，この病気をもつ子どもたちについては，ほとんど何も知らされていないかもしれません。あなた方の赤ちゃんの問題は，まったく違っているように思われ，あなた方は別の質問をおもちで別の答えが必要であると思います。

　先天性筋強直性ジストロフィーという病名から話を始めましょう。「先天性」とは単純に「生まれたときからある」という意味です。そして，これが先天性筋強直性ジストロフィーの特徴です。もっとも，生まれたときにはこの病気の特徴はごくわずかしか認められない場合もありますが。実際のところ，この状態は生まれる**前に**始まっており，妊娠中にも問題があらわれているかもしれません。このことは，後で触れるつもりです。

　先天性筋強直性ジストロフィーの赤ちゃんが，初めて直面するおもな問題は何でしょう？　**表 5.1** に，そのリストをあげます。しかし，それらはすべてたった1つの要因——筋肉が著しく弱く発達が不良である——に基づいているのです。

　呼吸の問題は，直ちに危険をもたらす最も重大な問題で，赤ちゃんを集中

表 5.1　先天性筋強直性ジストロフィー　赤ちゃんのおもな問題

問　　　題	原　　　因
呼吸が不十分	発育不十分な呼吸筋
食べたり飲んだりができない	嚥下筋や顔面筋が弱い
顔がほとんどあるいはまったく動かない	顔面筋が特に弱い
ぐにゃぐにゃ，自発運動がほとんどない	全身の筋が弱く未熟
足が下向きに変形（尖足）	母親のおなかの中で筋肉のバランスが悪い

治療室に移さなければならないことを意味するでしょう．以前は，このような状態にある多くの赤ちゃんが，一部は命を救う設備が整っていなかったためもありますが，ほかに先天性筋強直性ジストロフィーという病気が認識されていないために，この時点で亡くなっていました．そして，いずれにせよ，さらに多くの赤ちゃんたちが，生まれてすぐに亡くなっていました．呼吸の問題のおもな原因は，呼吸筋がとても弱く発育が不十分であることです．もう1つある問題は，健康な赤ちゃんたちは母親のおなかの中で「呼吸」しますが，それが筋肉と肺の両方を成熟させるのを助けます．しかし，筋強直性ジストロフィーの赤ちゃんたちは，呼吸筋が弱いだけでなく，肺が硬くてうまくふくらまないのです．これらが合わさって，この病気の赤ちゃんは生き延びられないことを意味します．

　嚥下と栄養摂取は，この病気の赤ちゃんが直面する次のハードルです．嚥下と栄養摂取もまた，よく発育した協調した筋肉を必要とし，それらが先天性筋強直性ジストロフィーでは，まさに一番障害されるであろう筋肉（顔面，顎と口蓋の筋）なのです．成人の患者のように，はじめは正常に呼吸できていた赤ちゃんにおいてすら，食物は肺に入り胸部の問題を引き起こすかもしれません．未熟児が使う特別な哺乳びんが役に立つことがあります．

　この状況にある多くの赤ちゃんは，ほとんど動かず持ち上げられてもぐにゃぐにゃしています（医学用語では低緊張といいます）．あなたは，母親としてあなたの赤ちゃんがおなかの中でもほとんど動かなかったということに気付いているかもしれません．この全身的な運動の欠如は，ほとんどの筋肉が弱く発育が悪いということを反映しています．顕微鏡でみると，筋肉はまるで胎生の早期で発達が停止してしまったようにみえます．

　このように，全身の筋肉の発達が悪いため，一見筋肉の病気と無関係にみえるいくつかのことが起こります．たとえば，足が下向きになりその位置で

動かなくなる——**尖足**として知られています——ことがあります。ときどき，ほかの関節の拘縮が起こることもあります。これは，その赤ちゃんがおなかの中で正常に動いておらず，また，いろいろな筋肉のグループのバランスの悪さによって，関節の位置が固定してしまったという事実を反映しているのです。

多くのこのような障害をもつ，先天性筋強直性ジストロフィーの子どもの母親は，妊娠のあとのほうで胎動がないなどの問題に気付いていることを私はすでに述べました。感度の高い超音波エコー検査で，しばしば関節の位置の異常を見つけることができます。さらなる妊娠中の問題は，子宮の中の液体が過剰なこと（医学用語では羊水過多といいます）です。これは，おそらく赤ちゃんが自分の周りにある液体（●訳注：羊水）を飲み込めないため，たまってくるのが原因です。

全体として，私は先天性筋強直性ジストロフィーの非常に重大な病像を描いてきました。そして，これは実際のところ，私が描いてきたいろいろな問題を組み合わせてもっている赤ちゃんにとって重大な状況であり，あなた方がご自身で直接経験するであろうと思われることです。最善を尽くし，近代的な新生児集中治療施設で治療を行ったにもかかわらず，多くの赤ちゃんは今なお亡くなります。一方，生き延びた赤ちゃんのその後の見通しも良好とはとてもいえません。一般に，はじめの問題が重大であればあるほど，また人工呼吸管理を行わなければならない期間が長ければ長いほど，生き延びられない可能性が高くなります。

❓よくある質問

Q 人工呼吸などの積極的治療をどこまでやるべきか，どのくらい長く行うべきですか？

A この質問は，この初期の段階においては両親と医師の両方が向き合わなければなりません。これに対しては，簡単な答えはありません，実際，そのような決断は容易なわけがありません。しかし，私は個人的にはこの状況下にあるすべての両親は，主治医とともに，意思決定に関与することが重要であると感じています。いかなる決定が

行われるかは，一部はその特定の乳児のその時点の重症度によるでしょうが，一部はその人の希望と両親としてのあなた方自身の倫理的あるいは宗教的見解にも基づくことになるでしょう。

もう1つの重要な要素となるべきは，その状況の予想される長期的将来，および直後の結果と問題点がいかなるものであるか知ることです。この病気について，ほとんどあるいはまったく何も知らず，また，起こってしまったことによってどうにもできないくらい打ちひしがれている両親にとって，完全に情報を得たうえでの決断を行うのは難しいことです。そのことによって，遠い将来，深遠な結果がもたらされるわけですから。しかし，あなた方の決断がいかなるものであるにせよ，関係している医療従事者はそれを受け入れ支持しなければなりません。

A 先天性筋強直性ジストロフィーの診断

どのようにしたら，あなた方の子どもが，赤ちゃんがかかるほかの多数の重大な筋肉や神経の病気の1つではなく，本当に先天性筋強直性ジストロフィーであると確信できるでしょうか？ それについてあなたに告げることは非常に困難な場合があるというのがその答えです。そのために，診断はしばしば遅れることになります。幸いなことに，このような事態は改善されてきています。その理由は，小児科医，特に新生児を扱う小児科医たちが，このような状況について以前よりよく知るようになったこともありますが，血液を用いた遺伝子検査で，単に筋強直性ジストロフィーに特異的変化がわかるだけでなく，その変化が極端に大きく，それがこの病気の重症型に特徴的であることもわかるからです。3番目の理由は，これはもっと心配なことですが，母親としてあなた自身におそらくこの病気の軽い症状が見つかっていることです。あなた自身はそれに気付いていないかもしれませんが。あなたの家系の別の系統に，筋強直性ジストロフィーの人がいるかどうかが診断の手掛かりになることもあります。しかし，あなたに筋強直（ミオトニア）とごく軽度の筋力低下が見つかり，あなたの子どもの問題を合わせて考えると，遺伝子検査が行われることになり，筋強直性ジストロフィーがまさに問題であるということが確認されるようになるでしょう。これらの，より広い

家族の問題は第7章で取り上げられるでしょう。

B 次の2〜3年

　あなた方の赤ちゃんが，生まれて何週間かの重大な問題を生き延びたら，あるいはこの段階で症状があまり重くなければ，これに引き続く小児期の2〜3年の間はどのようになると予想されるのでしょうか？　第1に，そしてとても重要なことですが，あなた方の赤ちゃんは，長期の集中治療のあと，重大な後遺症が残っていない限り，この時期に亡くなるということは多分ないでしょう。実際，呼吸と栄養摂取に関しては依然問題が残る領域かもしれませんが，ものごとは改善するでしょう。おすわりとか処女歩行とかの正常発達の重要な段階「里程標（＝一里塚）」はほとんど間違いなく遅れますが，そのうち到達するでしょう。足の変形の問題は理学療法，時に手術が必要かもしれません。しかし，あなた方の子どもは間違いなく歩くようになり，介助なしで歩けるようになるでしょう。この点が，ほかのいくつかの乳児期の筋肉の病気と異なっています。したがって，あなた方も医師やケアの仕事で関与している方々も，そのことを認識することが一番大切です。積極的なアプローチが必要で，「あなた方の子どもは決して歩けるようにならない」と言われて，あきらめてはいけません。そのうちに歩けるようになります。

　生まれた時期の体のぐにゃぐにゃは，だんだんとなくなります。ある程度のこわばり（筋強直）は，ところどころにあらわれるかもしれません。しかし，これも問題になることはほとんどありません。もし赤ちゃんや幼い子どもに筋強直が目立つことがあれば，それは筋強直性ジストロフィーではなくほかの筋強直を示す病気による可能性が高く，診断を考え直すべきです。

　しかし，いくつかの身体的問題は多分残るでしょう。そしてさらに前より目立つ場合もあります。時には，この時点で初めて診断がつくこともあります。顔面の筋肉の力が，顎の力のように顕著に低下する可能性もあります。そのため，会話が不明瞭になり，表情が乏しいため，理解力の欠如と誤解される可能性もあります。

　この時点で始まる大きな問題は，知的発達の問題です。そして，両親にとってこの問題は身体的問題と同程度，あるいはもっと気掛かりになるでしょう。運の悪いことに，成人発症の筋強直性ジストロフィーと違って，じつにほとんどの先天性で始まる子どもたちは，著明な知的障害があります。

これは生下時，あるいはそれ以前から存在するように思われ，しばしば脳のCT検査の異常に反映されます。しかし，これは必ずどんどん悪化していくというものではなく，また子どもによっても異なります。これは，生まれたときの呼吸の問題によって生じたというものではまったくありません。また，筋肉の問題による会話困難と表情の欠如のせいで，正確な評価がしばしば難しいものです。しかし，一般的にはこれはそれだけで深刻な問題であり，教育とのちのちの生活に関する課題について考慮され始めるというかたちで，とりわけ知的障害に関して引き続いて起こってくる問題に向き合わなければなりません。

　これは十分理解できることですが，多くの両親は，彼らの子どもがいくつもの重大な身体的問題のさらにうえに，もう1つ余計な重荷を負っていることをなかなか受け入れられません。しかしそれを，少なくとも可能性として，受け入れ，子どもの発達の遅れがどのくらい身体的な問題によるもので，どのくらい知的問題によるものかということをはっきりさせるために，初期の段階で可能な範囲で詳しい身体面，心理面の評価を受けることは重要です。

C 思春期およびそれ以後

　先天性筋強直性ジストロフィーとして生まれた子どもたちが，遠い将来どうなるかに関する知識は限られています。理由は，この病気が広く認識されるようになってあまり時間が経っていないという事実です。また，30年前に生まれた人たちの多くは（●訳注：生後すぐに）亡くなってしまいましたが，今日ではこの病気は，成人になるまで生き延びるであろうということもあります。

　繰り返しますが，小児期のあとのほう，思春期，成人期のはじめのほうでは，ほとんど亡くなる患者はいません。したがって，両親としてはずっと先のことに備えていなければなりません。この病気がないほかの家の場合と同じように，あなた方は子どもよりも先に亡くなる可能性が高いと思います。身体的健康については，もっと典型的な筋強直性ジストロフィーの「成人」のいろいろな特徴が小児期のあとのほうからあらわれ始め，思春期に顕著になります。成人すると，平均的な筋強直性ジストロフィーよりも一般的に強い症状を示しますが，かといって成人発症の患者よりも急速に症状が進行するようにはみえません。患者が小児科を受診する年齢を離れても，医学的管

理がいらなくなることはないということは，とても重要です。ここのところで，筋肉を専門でみているクリニックが連続性を保証できるという点でお役に立てるのです。嚥下や腸管など，一般的な健康の問題はやっかいなことがあります。特に，便秘はたいへんでおなかに便が大量にたまることがあります。肛門の筋肉が非常に緩くなることがあり，そのために便を漏らすことがあることについて言及しておくことも大切です。このことは，医師から性的虐待の結果であると誤解を受ける可能性もあります。それが，ある家族に大きな精神的苦痛をもたらしたのをみたことがあります。したがって，医師は便秘と腸管の筋肉の悪化は直接結びついており，そのことは腸管のほかの部位と同様に肛門の領域にもあらわれることをよく知っていなければなりません。

　心電図で定期的に心伝導系をモニターすることは，成人の場合と同様に最も重要です。両親にとって最も困難なのは，知的障害の結果あらわれる事柄に向かい合うことです。私の共同研究者と私自身が行った研究によると，先天性で発症した患者で独立した生活をし，手助けなしに仕事に就くことができる人はほとんどいません。これは，おそらく身体的障害と知的障害の両方が組み合わさった結果ですが，そのために家族は長期間の大きな重荷を背負うことになります。そのことはまた，できる限り満足できる長期間の結果を求めようとすれば，地域の公的機関や学校やそのほかの機関から可能な限りの援助を得ながら，注意深く考え計画を立てる必要があることを意味しています。

　最後に，家族の子ども以外の人たちはどうでしょう？　あなたは，母親として，あなた自身が筋強直性ジストロフィーであると思われます。赤ちゃんが生まれたとき，このことはあまり目立たないかもしれません。しかしそうであっても，手術を受けるにあたっては慎重でなければならないとか，本書のほかの部分に書かれているいろいろなことは，あなたにとって本質的に重要です。あなた方の子どもが20歳になるまでに，あなた自身に実際に困るような問題があらわれるかもしれません。したがって，あなたは単に子どもの母親としてクリニックに付き添って行くだけでなく，患者として定期的に検査を受けるように心掛けなければなりません。病気の子どもの周りをぐるぐる回るような人生にせず，重いものを持ち上げるなどの身体的負荷を避け，一般的に自分自身のことに気を使うようにしてください。いずれにせよ，あなたはいっそう必要とされているのであって，あなたができるだけ健康な状態でいられるかどうかは，あなた自身とあなたの家族にかかっているのです。

ほかに子どもがあれば，彼らは，男の子であろうと女の子であろうと，この病気であるかもしれないし，そうでないかもしれません．遺伝的リスクに関する質問は，第7章で扱います．重要なことは，あなたは患者として，そして母親として，家族に再び筋強直性ジストロフィーの患者があらわれる可能性に関して，完全で正確な情報をもたなければならないということです．

D 小児期発症の筋強直性ジストロフィー

これは，生まれたときに発症する患者たち（先天性筋強直性ジストロフィー）と成人発症の病気の患者の間に位置するグループをいいます．これらの子どもたちは，生まれたころには先天性のタイプにみられるような重度の医学的問題はなく，病気をもっている親は父親のことも母親のこともあります．たいてい一番目立つのは，知的発達の問題か行動問題です．その子どもが，実際に精神的のみならず身体的にも困難なことがあることが明らかになるまで，しばらくの間は筋肉の症状には気付かれません．小児心理学チームの協力が必要となることは十分考えられますが，スタッフに筋強直性ジストロフィーの特徴について知らせることがおそらく必要になるでしょう．学校やその他関係する人たちが，両方の問題が組み合わさっていることを認識することが一番大切です．小児期には，重大な医学的問題はふつうほとんど起こりません．しかし，心臓など医学的問題をきちんと調べておくこと，外科手術に関連して注意が必要なことの重要性は強調されなければなりません．

第6章　筋強直性ジストロフィー2型

> 🔒 **Key points**
> - 筋強直性ジストロフィー2型の遺伝子は2000年に発見されたが，これが筋強直性ジストロフィーを全体として理解するうえで非常に重要であることが判明している．
> - この病態はしばしば比較的軽症でゆっくり進行するにすぎない．
> - 特に，子どものときに症状が出ることはまれで，筋強直性ジストロフィー1型にあるような重症の先天性の病型はまったく出現しない．

　1993年にドイツで仕事をしている筋疾患の専門医，ケネス・リッカー博士（**図6.1**）がヨーロッパの至るところから紹介されてきた多くのふつうとは違った患者のなかに新しい病態を認めました．その患者たちは筋力が弱く筋肉が萎縮していてほとんどに筋強直現象（ミオトニア）がみられましたが，筋強直性ジストロフィーにみられるはずの筋肉の障害の分布と異なり，大き

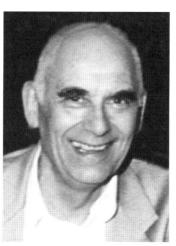

図6.1　ケネス・リッカー（ヴュルツブルク）　筋強直性ジストロフィー2型の発見者

表 6.1　筋強直性ジストロフィー 2 型（DM2, 近位型筋強直性ミオパチー）：1 型（DM1）との相違点と類似点

相違点
・大きな筋（たとえば大腿）が小さな筋（たとえば手の中の筋）より強く侵される ・比較的軽度で発症が遅いことが多い ・筋以外の困りごとはまれであるか，あるいは存在しない（ただし白内障と可能性のあるものとして不整脈はのぞく） ・小児期にはきわめてまれ（あるいはまったく存在しないかも） ・別の遺伝子が関係（したがって遺伝子検査も別） ・1 型と同じ家族（家系）には発生しない ・（ドイツを除いて）世界のほとんどのすべてでまれ
類似点
・どちらもある程度の筋強直（筋のこわばり）がみられる。ただし 2 型のほうが軽い ・顕微鏡でみられる筋肉の変化は同様 ・同じ遺伝形式（優性遺伝），しかし次の世代での重症化（表現促進現象）ははっきりしない ・遺伝子の変化が筋肉の病気を作るメカニズムが同じ

な（近位：胴体に近いところにある）筋肉がおもに障害されていました。彼はこの病態を近位型筋強直性ジストロフィー（**PROMM**）とよびました。

　ほぼ同じころどう考えてよいかわからない一群の患者たちが見い出されました。かれらは筋強直性ジストロフィーのようにみえるものの，最近発見された第 19 染色体にある遺伝子の変化（変異）が見つからないのです。特にミネソタ（アメリカ中西部北にある州）のとても大きな家系がこのグループに当てはまり，筋強直性ジストロフィーとしてはふつうとは異なった特徴を示していました。

　それからまもなく，これらの 2 つのグループの患者は同じ病気であることがわかり，筋強直性ジストロフィー 2 型（時に DM2 と短くされることがある）とよぶことが決定されました。患者の数が増えるとともに，古典的筋強直性ジストロフィーとの相違点と類似点がだんだんはっきりしてきています。要点を**表 6.1** に示します。しかし，詳細はまだ完全には明らかになっているわけではないので，これはおおまかなガイドと理解されるにすぎません。

　実際的な観点からは，おもな相違点は大きな体重を支える筋肉が侵され，それは早い時期から移動能力が障害されることを意味するだろうということです。一方，この病態はしばしば比較的症状が軽く，進行はゆっくりにすぎません。特に，この病態は子どものときに症状が出ることはまれで，筋強直

性ジストロフィー1型にあるような重症の先天性の病型はまったく出現しません。

さらに重要な相違点は筋強直性ジストロフィーでは，ほかの臓器の系統，すなわち脳，ホルモン系，消化管の障害はまったくないとはいえないまでもまれであることです。しかし，白内障は一般にみられ，多分，心臓の問題も同様ですが，これは完全に明らかになっているわけではありません。遺伝形式はどちらの型も同じ（優性遺伝）ですが，筋強直性ジストロフィー2型では代を重ねるごとに重症になっていくこと（表現促進現象）は軽度か無視できる程度です。

筋強直性ジストロフィー2型はどのくらい多くみられるのでしょうか。この質問に答えるのは現在までのところは困難です。しばしば，特徴的な症状がどちらかというと散漫で筋強直現象（ミオトニア）が目立たず，そのために何年も誤った診断がなされているというのがその理由です。イギリスとアメリカを含めて多くの国では筋強直性ジストロフィー2型はとてもまれで，おそらくすべての筋強直性ジストロフィー患者の5％，あるいは1％程度ということすらあるでしょう。ドイツではもっとずっと多く，1型と同程度にいる可能性があり，世界中の患者は非常に少数のドイツの患者の子孫であるようです。

筋強直性ジストロフィー2型の遺伝子は2000年に発見されましたが，このことが筋強直性ジストロフィーを全体として理解するうえで非常に重要であることがわかってきました。なぜなら2型の遺伝子は1型の遺伝子とまったく別であるのに，事実上の遺伝子の変化は同様であるからです（第8章参照）。現在では診断を確定できる特異的な遺伝子検査も存在し，ほかの方法では診断を確定することができないことが多いので，この遺伝子検査を行わなくてはなりません。

ほとんどの筋強直性ジストロフィー患者は，筋強直性ジストロフィー2型が認識されるようになった以前に診断を受けていて，2つの型があることを知らないことと思います。そのためにこの医学の進歩によってちょっとした混乱が起こっています。以下によく尋ねられる質問のいくつかをあげることにします。

よくある質問

Q 私は10年前に筋強直性ジストロフィーと診断されましたが，誰も「1型」とか「2型」とかいいませんでした。自分がどちらの型であるかどうしたらわかるでしょう？

A ほとんど確実にあなたは「1型」です。特にあなた（あるいは血縁者）が遺伝子診断を受けてふつうの異常が見つかっていればそういえます。

Q 私の家系の何人かは典型的な筋強直性ジストロフィーで，1人は子どものころから重大な問題をもっていました。私自身の症状は軽いですが，脚の大きな筋肉に筋力の低下があります。私は「2型」の可能性がありますか？

A その可能性はとても低いです。2つの型は家系に別々に伝わります。ふつうの「1型」はずっと数が多く，症状も人によって大きく異なりますから，あなたが「1型」をもっている可能性がずっと高いことになります。もし現実的に疑わしい点があれば遺伝子検査によってこれを確定できるものと思います。

Q 何年もの間私は何らかの型の筋ジストロフィーと考えられていました。しかし誰も確信をもてないでおりました。今，私を診ている医師たちは私が筋強直性ジストロフィー2型であるといっています。しかし，私には筋のこわばりはありません。彼らのいっていることは正しいでしょうか？

A 多くの筋強直性ジストロフィー2型の患者は筋強直現象（ミオトニア）はほんのわずかかまったくないかで，はじめは別の診断を受けています。したがってあなたの先生方のいっていることは多分正しいと思います。遺伝子検査を受けると確実にすることができます。

> **Q** 私は確実な筋強直性ジストロフィー 2 型です。私の 10 歳の娘は健康のようですが，多くの学校での困難な問題，行動の問題があります。2 型の初期の症状の可能性があり，遺伝子検査を受けるべきでしょうか？
>
> **A** 無関係である可能性がとても高いでしょう。彼女が医師の診察を受けることは賢明だろうと思いますが，彼女が身体的によい状態であれば遺伝子検査は避けるのが最善です。結果がいかなるものであっても，あなたの悩みごとに答えるのに役立ちません。年を重ね，彼女自身が知りたいかどうかを決めることができるまで残しておくほうがよいでしょう。
>
> **Q** 私は筋強直性ジストロフィー 2 型をもっていますが，先生たちは将来私にどのような種類の合併症があらわれる可能性があるか，定期的にどのようなチェックを受けるべきかについて確実なことがいえないようです。
>
> **A** このことに驚いてはいけません。筋強直性ジストロフィー 2 型はほとんどの国ではきわめてまれであり，よくわかっていないことがたくさんあります。可能であれば筋強直性ジストロフィーに精通したセンターで定期的に医学的なチェックを受け，また 1 型ほど問題が起こる可能性は少ないものの，1 型と同様に麻酔に対する注意や心臓のチェックを受けることは賢明です。あなたの病態についての最新の情報を知っているようにするために，サポートグループとつねに連絡を保ってください。

　これまで述べたことから，筋強直性ジストロフィー 2 型についてはまだわかっていないことがたくさんあることをおわかりいただけたと思います。まれな病態であるために，ある側面においてはもっと確実にわかるようになるまでには何年か必要でしょう。ドイツに住んでいるか，先祖がドイツにいたのでなければ，あなたの筋強直性ジストロフィーの型はふつうの 1 型と比較すると非常にまれなので，あなたが筋強直性ジストロフィーについて読んだ

り聞いたりすることはほとんど1型に関することであることは心に留めておく必要があります。そう聞くとあなたは1型と比較して何か「劣ったもの」に感じるかもしれません。しかしこれに対する最善の答えは忍耐強くあれということと，進みつつある筋強直性ジストロフィー2型の研究に貢献するように申し出ること（●訳注：患者として研究に協力すること）であり，それが長い目でみてあなたの質問に答えを与えることになるのです。

●**訳注**：日本には筋強直性ジストロフィー2型は存在しないと考えられてきましたが，2008年に初めての患者が報告されました。日本の家系は欧米の家系と発端者が異なり別系統であることがわかっています。現時点で日本での2型の頻度はわかっていませんが，欧米よりさらに低いものと考えられています。

第7章　家族の問題と遺伝のリスク

　これまで，本書では，私たちは筋強直性ジストロフィーをその病気をもっている人と，彼らの抱える諸問題——診断，病気のパターンと経過，広範囲の影響，そして特に病気をもつ子どもたちに関する特別な問題——という視点からみてきました。しかし，医学的に詳しい検査を受けていた初期の段階で，あなたは「遺伝学的な」とか「遺伝性の」とかいう用語を耳にしたのではないかと思います。医師から，あなたの家族や親戚について尋ねられ，彼らが病気をもっていないようにみえたとしても，病気があると考えられるという印象をもったかもしれません。あなたはひょっとして，筋強直性ジストロフィーあるいはそんなふうに聞こえる名前の病気をもっている親戚の人を知っているかもしれません。あるいは，最も心配なことに，あなたが自分の子どもたちや近い親戚の問題を，自分自身の診断と結びつけているかもしれません。

　これは，とても大きな心理的な重荷であり，私たちは重症のタイプの病気をもつ子どもとその母親について考えたときに，すでにこれについて触れました。しかし，それは多くの敏感な領域に境を接しています。家族と親戚のメンバーは，みんな互いにとても違っていて，同じ家系で血のつながりがあるといっても，別の系統だと，必ずしも互いにうまくやれていないかもしれません。ある家系は，世界中にちらばっていてお互いにほとんどあるいはまったく接触がないかもしれません。「子どもたち」はあっという間に大きくなって，人生における自分自身の決定をしなければならなくなりますが，祖父母は年をとり気弱になり，自分の家系に伝わっている状況を受け入れることを躊躇するかもしれません。概して，考慮しなければならない困難なことがたくさんあるのです。

　本章は，自分自身は健康であるが，同じ家系の人が筋強直性ジストロフィーと診断されたと聞いたばかりの親戚の人のためにも書かれています。この情報——突然ふってわいた話であることが多い——はこのような状況にあるあなたとあなた自身の家族のメンバーにとってどんなリスクをもっているのでしょうか？

　ある人たちは，この時点でこれらの家系全体にリスクが広がる可能性につ

いて目をつむり，この話題全体を葬り去ってしまいます。これは，とてもよく理解できることですが，賢いやり方とはいえません。なぜなら，実際の危険は無知に起因することが多く，また親戚たちは重要な情報を知らされていなかったことに対して怒ったりつらく思ったりするかもしれないからです。今では臨床遺伝部門の専門家からの助けが得られるので，その結果心理的な重荷を軽くし，自分自身では完全には答えられないような親戚の人たちがもつであろう質問に答えることができることが一番重要です。

　臨床遺伝科医——遺伝病とそのリスクに関する専門の医師——として40年以上仕事をし，筋強直性ジストロフィー以外にも広い範囲の病気を扱ったおかげで，私はほとんどの質問と実際に起こる多くの困難なことがらを直接経験しました。私は，ぜひ本章でそのおもなものの概要を述べてみたいと思います。本来は，望ましい質問に対する正確な答えを与えられなくても，あるいは答えが落胆させるようなものであっても，ほとんどの人たちは質問する機会があったこと，心配に思っていたことを詳しく尋ねる時間がもてたことでよかったと思うのだということが私は一般論としてわかりました。

A 遺伝に関するひとこと

　筋強直性ジストロフィーは，実際に親から子に伝わる遺伝子の変異の結果起こる病気ですが，遺伝のリスクについて実際的なことをいろいろ説明する前に，この病気がどのように伝わるのかについて知っておくことは重要です。

　私たちの体の働きは，遺伝因子すなわち遺伝子（すべてで2万5千くらいある）によって，少なくとも部分的には規定されています。もし，これらの遺伝子のなかのどれかが何らかのことで悪くなったら，遺伝病が起こる可能性があります。1型の筋強直性ジストロフィー（ふつうの型）では，たった1つの特異的な遺伝子が変化しています（詳細は第8章に述べられています）。この遺伝子は今や同定され，筋強直性ジストロフィーを引き起こす変化は遺伝子検査で検出することができます。ずっと頻度の低い2型の筋強直性ジストロフィーでは別の遺伝子が変化しています。しかし遺伝のパターン（●訳注：遺伝形式）はここで書かれているのと同じです。

　私たちはみんな，それぞれの遺伝子について2つのコピーをもっています（父親と母親から1つずつ）。ある遺伝病では（筋強直性ジストロフィーもその1つですが）2つのコピーのうち1つだけの変化がその病気を引き起こす

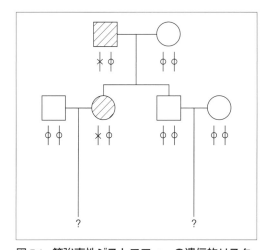

図7.1　筋強直性ジストロフィーの遺伝的リスク
　□男　　○女
　▧遺伝子異常あり　　□遺伝子異常なし
　⊁異常のある遺伝子　⊬正常な遺伝子

ために必要です。このことは，病気をもつ人はみんな変化したコピーと正常のコピーをもっていることを意味します。

　このことを理解し，その状況がどのように取り扱えるかについて役立つ単純な図式と家系図（**図7.1**）があります。私は，1つの例として両親と2人の子どもを示しました。家系図のなかでは，男を四角，女を丸であらわすことに注目してください。

　この例では，筋強直性ジストロフィーであるのは父親です。しかし，彼は正常の遺伝子のコピーももっていることがわかります。子どもが受胎すると，どの遺伝子についても2つのうち1つの遺伝子だけが受け継がれます。その子どものもう1つの遺伝子はもうひとりの親から来ますが，ほとんどつねに正常の遺伝子のコピーを2つもっています。したがって，ある子どもが筋強直性ジストロフィーを受け継ぐかどうかは，病気をもっている親からどちらのコピーを渡されるかにかかっています。どちらの可能性も等しく起こりうることなので，チャンスは50％つまり50：50です（**表7.1**参照）。

　図7.1で私は，この病気を受け継いでいる娘の例を示しましたが，男も女もまったく同程度これを受け継ぐ—あるいは引き渡す—可能性があります。この例によって，筋強直性ジストロフィーにおいていろいろな状況であらわ

表 7.1　筋強直性ジストロフィーの遺伝的リスク
（これらは 1 型と 2 型の両方にあてはまる）

条　件	遺伝的リスク
病気をもつ親の子ども	50%
病気がないことが確実な親の子ども	0%

れる 50% の遺伝リスクについて，基礎的なことを理解してもらえるのではないかと思っています。

　この図をもう一度みて，この息子と娘が自分たちの子どもたちにとってのリスクについて今尋ねていると想像しましょう。すると，息子のほうの子どもたちには明らかにリスクがまったくないということがわかります。なぜなら，彼の遺伝子のコピーはどちらも正常だからです。しかし，娘のほうはその子どもたちに前の世代に存在するのと同じように 50% のリスクが存在します。

　この非常に単純なパターン（**常染色体優性遺伝**として知られています）は，筋強直性ジストロフィーの家系に普遍的に当てはまります。以下に述べるような症状の発現の不確実性は，変異した遺伝子の次世代への伝えられ方がいろいろであるためというよりは，むしろ，遺伝子の変化が筋強直性ジストロフィーの症状として実際に発現する仕方がかなりいろいろあるということによるのです。

　この単純なパターンから離れる前に，あらわれる可能性のある 50% リスクと関係ある誤ったいくつかの考え方を訂正することが重要です。私は以下のような例に遭遇したことがあります。

① 私には 2 人の子どもがありますが，どちらも筋強直性ジストロフィーです。あなたは 50% のリスクといいますが，どうしてこのようなことが起こりえるのでしょうか？
② 私に，筋強直性ジストロフィーの子どもが生まれました。チャンスは 50% ですから，もう 1 人子どもを作ると，病気になるリスクのないもう 1 人の子どもをもつことができるということですか？
③ 私は兄弟姉妹のなかで一番上ですが，病気をもっています。私自身の一番上の子どもは，特別にリスクが高いのですか？

第7章　家族の問題と遺伝のリスク

表7.2　筋強直性ジストロフィーの遺伝的リスクの大きさに関与しないい因子（これらは1型と2型の両方にあてはまる）

- 家族の中の生まれた順
- 男か女か（親，子どもどちらも）*
- 前の子どもが病気かどうか
- 家族の中の病気の人の人数
- 親の病気の重さ*

＊ これらの因子は，病気の重さに関係することがあります（本文参照）。しかし，リスクの大きさには影響しません。

　これらの3つの質問すべてと同様なその他の質問（**表7.2** 参照）への答えは，50％のリスクの考え方は，子どもが受胎した**そのたびごと**に適用されることです。ひとりの子どもが病気であることで，ほかの子どものリスクが変わることはないのです。順序もリスクに影響することはありません。コインを投げたとき，最初に表がでるか裏がでるかとまったく違いがありません。

　これでようやく私たちは，遺伝に関してあなたがもっているほかの質問に移れるところまで来ました。

B 病気のある親に生まれた子どもたち

　そのような子どもたちは，病気を受け継がない可能性は50％であるとすでに説明しました。このことは，病気のある親が男性か女性か，また症状が軽いか重いかとは関係がありません。しかし，異常のある遺伝子を受け継いだ子どもにとっては，親の性別や重症度は症状が始まりそうな年齢や重症度に影響があります。この点に関しては，明瞭な予想を立てることはずっと困難になります。私は，実際の数字をここにもっているわけではありません。しかし，専門的な遺伝カウンセリングを受けるとよいことがあるでしょう（これらのポイントはおもにふつうの〈1型の〉筋強直性ジストロフィーに当てはまることにご注意ください）。

　一般的には，病気のある親の子孫はその親よりも早い年齢で病気が始まり，より重症である可能性が高いといえます。これは，平均するとそうなるということで，いつもそうなるというわけではありません。どうしてそうなるかについては，次の章で説明します。しかし，基本的には遺伝子の異常は一定ではなく，世代から世代に受け継がれるとその程度が増大する可能性が

あることです。これを，「表現促進現象」といいます。

　次に，病気をもつ女性は重症な先天的なタイプの病気の子どもをもつリスクが無視できません。しかし，このことは病気の父親の場合は例外的にしか起こりません。この違いのもととなる理由は，先天性の病型を引き起こすような大きな遺伝子の異常をもっている精子は，生き延びることができないか受精できないかのいずれかであろうと思われます。症状のある（しかしとても軽度な）女性だけが，先天性筋強直性ジストロフィーの子どもをもつリスクが高いということは指摘されるべきです。しかし，もしそのような子どもがすでに生まれているのであれば，ほかの**病気のあるすべての**子どもも，やはり重症になる可能性が高いといえます（このことは，逆にみたところその女性の異常のない子どもたちは，この病気を受け継いでいない可能性がより高くなることを意味します）。

C 健康な親戚のリスク

　ある家系に，いったん筋強直性ジストロフィーという病気が診断されたら，早晩，一見健康な親戚が自分たちやその子どもたちが病気になったり，病気を伝えたりするリスクがあるかどうか聞き始めるでしょう。そのような問い合わせの程度や頻度は家系によって異なるでしょうが，それは自然なことです。あるメンバーはリスクの可能性があることを心理的に克服するのに時間がかかるでしょうし，ほかの人たちはできるだけ早く答えを欲しがるでしょう。ここがまた，臨床遺伝科の診療サービスとしての遺伝カウンセリングによって専門的な援助が必要なところです。大勢の親戚たちが全員，なすべきことに関してそれぞれ相容れない考え方をもちながら心配するが，援助を求めてどこに向かったらよいかを知らないという状況を避けることが重要です。したがって，もしあなたが筋強直性ジストロフィーだと診断された人の近親者，たとえば兄弟姉妹であったら，必要な助言や援助をどうしたら得られるでしょうか？　これに対して，以下のようなことをおすすめします。

　まず第一に，あなた自身に筋強直性ジストロフィーによるかもしれない症状に気付いているかどうか問い掛けてみる必要があります。筋力低下や筋のこわばりがあれば明らかに関係があるでしょう。しかし，若い年齢からの白内障や説明ができない心臓のリズムの乱れも同様です。もしかすると，すでにそのような症状について，何年も心配し続けているのに，医学的なアドバ

イスを求めようとしたことがないとか，(医師に診てもらっても)医師たちは可能性として筋強直性ジストロフィーを認識したり思いついたりしなかったのかもしれません。もし，そのような状況にあれば，筋強直性ジストロフィーであると診断されることで心が落ち着くかもしれません。そして，そのことで今後起こる可能性のある重大な健康上の危険を避けるのに確実に役立つでしょう。あなたがやるべきことは，専門的な医学的助言を求め，詳しく調べてもらうこと，自分が実際に病気かどうか，もっとはっきりするまで遺伝に関する疑問を残しておくことです。

しかし，もしあなたがまったく健康であるか，あるいはあなたの症状が筋強直性ジストロフィーとまったく関係がないことがわかった場合は，「もしかしたら私は将来病気になるのではないか？」とか「もし自分自身は健康でいられたとしても，子どもたちに病気を伝える可能性はないか？」とかいうこれまで持ち続けてきた疑問は今も依然存在しているでしょう。このような場合も，再び遺伝カウンセリングに話が戻ってきます。そして，遺伝カウンセリングの専門家のほうがほとんどの忙しい神経内科医や内科医（彼らのおもな関心事は，実際に病気のある人のほうに関心があるに決まっています）よりもこれらの問題を取り扱うのに慣れているでしょう。

この状況での私自身の診療について，どんなふうにやっているのかの案内として，書いてみると役に立つかもしれません。まずはじめに，私は注意深く病歴をとります。ここでは，患者の関心事，特に軽度あるいは初期の筋強直性ジストロフィーと関係のありそうな症状について質問をします。引き続いて家族についてのお話を聞きます。ここでは，病気の方あるいは病気をもっている可能性のある方についてできる限り詳しく尋ねます。次に，身体を診察します。ここでは，自覚症状に結びつかないような軽い筋力低下や筋強直を探します。最後に，これらを総合しこれらについて患者に説明し，彼らの質問にできるだけ完全に答えます。

結果は，どのようになるでしょうか？　第1の場合，明らかな異常が見つかるかもしれません。しかし，たいてい本人はそれには気付いていません。こういうことが驚くくらい多いのです。自分自身，気付かないようにしているのではないかと思う場合もありますが。

第2の場合，疑わしい病気の特徴が見つかることがあります。しかし，自信がもてるほどではありません。その場合，私はたいていそのとおりに伝え，いずれにせよ確かめるために例の検査が必要であると話します。

第3の場合（そしてこれが一番多いのですが），病歴でも診察でも異常がまったく見つかりません——別の言葉でいうと今は筋強直性ジストロフィーではありません。これは，多くの場合大きな救いとなります。しかし，将来病気になるかどうかという疑問には答えたことにはなりません。
　実際のところ，検査をまったく行わなくても，将来どうなるかについてかなり正しく示してあげることができます。いくつかの研究の結果，病気の親か同胞（兄弟姉妹）をもつ成人で臨床的な評価が正常であった場合，90％程度は遺伝子検査でも正常であることがわかっています。別の言葉でいうと，注意深く探すと筋強直性ジストロフィーは若い成人になればその姿をあらわすといえます。また，もしもっと後に病気が始まれば，軽症になる傾向があるともいえます。したがって，完全に健康な成人の親戚の人は自分の将来の健康についてかなりの程度まで安心することができます。
　しかし，もしあなたがすでにいる家族や将来生まれるかもしれない子どもたちに病気を伝えることを心配しているのならどうでしょう？　遺伝子検査だけが，確かな答えを出すことができます。そして，幸運なことに現在ではそのような検査が可能で，正確で，どこでもやってもらうことができます。でもわずか15年前はそうではなかってのです。しかし，遺伝子検査を受ける前には，自分のおもな疑問は何であるかについて注意深く考えなければなりません。自分自身が現時点で筋強直性ジストロフィーなのか？　もしそうであれば，必要なのは注意深い診察です。もし，明らかなあるいは疑わしい所見があれば，さらに詳しく調べる必要があります。もし，おもな疑問が遺伝であれば，遺伝子検査がもっと役に立ちます。基本的に，医療上の疑問には診察の結果得られる答えが必要です。一方，遺伝に関する疑問には遺伝的なアプローチが必要です。もちろん多くの，おそらくほとんどの人々には，この両方の組み合わせが役に立ちます。

D 筋強直性ジストロフィーの遺伝子検査

　これは，筋強直性ジストロフィーを引き起こす遺伝子の変化を同定する研究（次の章で述べます）の結果，過去10年間で飛躍的に進歩した領域です。遺伝子検査ができるようになる前は，問題の遺伝子の近くにあるマーカーや，症状が出る前の早期の変化を示すことのある眼や筋肉を調べていました。これらの古い検査法で，筋強直性ジストロフィーになるだろうとかなら

ないだろうとかいわれていた人は，みんな確実に一定の幅の間違いの領域があることを忘れてはなりません。1993年以来ほとんどの遺伝子検査は変化した遺伝子に特異的で，（絶対間違いがないというわけではありませんが）とても正確になっています。現在はまれな2型に対しても別の遺伝子検査がありますが，これについては1型よりも経験が乏しく，結果の解釈が難しいかもしれません。

　筋強直性ジストロフィーを引き起こす遺伝子の変化は，自覚症状が出現しているかいないかに関係なく，その人の一生，受胎から死亡までを通じてつねに存在するものです。ほかの病気の検査では，その人が実際に病気の状態のときだけ異常で，おそらく病気の状態になった時点で初めて異常になるのがふつうなので，遺伝子検査はこれととても違っています。筋強直性ジストロフィーの遺伝子検査を受けた人は，特に症状のない場合は，遺伝子の異常があることとこの病気があることは**同じではない**ことを理解することが大切です。

　筋強直性ジストロフィーの遺伝子検査は，検査室のなかで実際にやることはほとんど同じですが，いくつかの互いにとても異なった状況で用いることができます。**表7.3**におもな用途を簡潔に示します。

　診断的遺伝子検査は，筋強直性ジストロフィーと思われるか，もしかしたらそうかもしれないという患者の場合，たいへん有用です。遺伝子診断は，たいていは血液を用いますが，とても特異性が高く（ほかの病気では異常にならない），感受性も高い（事実上世界中のどの筋強直性ジストロフィーの患者も異常を示す）ので，現在では診断を確認するための主要な方法となっており，特殊な状況を除いて筋生検や電気生理学検査（●訳注：筋電図のこと）にほとんど取って換わるようになりました。遺伝子検査は，家族にこの病気の人がいなくても用いることができます。すでに述べたように，遺伝子の変化にはいろいろな程度があり，ある程度まで重症度と発症年齢と関係があります。先天性に症状がある子どもたちは最大の変化を示します。一方，白内障しかない患者は最小の変化しかありません。しかし，その中間の人たちには病気の経過との間に緩い相関関係しかないので，特定の個人に関しては今後の見通しを正確に教えるものではありません。しかし，筋強直性ジストロフィーの診断を確定したり除外したりする方法としては遺伝子検査はきわめて正確です。より最近認識され，ずっとまれな2型の変異も血液を使った遺伝子検査で確認できますが，これは1型の遺伝子検査と異なるもので，どこ

表 7.3　筋強直性ジストロフィーの遺伝子検査

診　断　的	疑わしい症状のある人に対して，原因が筋強直性ジストロフィーであるかどうかはっきりさせるのに役立つ
発　症　前 （発症予想）	健康な血縁者が病気になる可能性があるか，病気を子孫に伝える可能性があるかを示す
出　生　前	妊娠したとき，胎児が病気を受け継いでいるかどうかを示す
着　床　前	子宮に着床する前に，胚（●訳注：受精卵から胎児になる前までの段階）が病気を受け継いでいるかどうかを示す

でもできるというものではありません。一般にふつうの（1型の）遺伝子検査が予想に反して正常であることがわかったときか，特に2型を示すような臨床的な特徴があるときだけ必要となります。もちろん，親戚の誰かがすでに遺伝子検査の結果が異常であることがわかっている場合はその遺伝子検査だけが必要になります（●訳注：別の型の遺伝子検査は不要ということ）。

E 発症前の検査

　すでに述べてきたように，遺伝子検査は筋強直性ジストロフィーの遺伝子の変化を症状の有無にかかわらず検出することができるので，遺伝子の異常があるかどうか，それを後の世代に伝える可能性があるかどうか，将来自分に問題が発生するかどうかを確かめたいと思っている健康な血縁者にとって，とても役に立つ検査です。すべての晩年発症のリスクのある健康な人々にとって，遺伝子検査の実施は多くの重要な問題を提起しており，このような検査を行うことは医療においてまだ新しいことがらなのです。一般的に臨床遺伝学の専門家はこのタイプの検査を実施し，これに伴う複雑で時に困難な問題を切り抜けるのに最も適したところにいます。この点が，すでに症状のある人に対して遺伝子診断を実施するのと異なります。一般に症状のある人の遺伝子診断は神経内科医やその他の専門医が実施の指示を行います。

　一番重要なことは，リスクのある健康な人として筋強直性ジストロフィーの発症前の遺伝子検査を受けるときは，事前にその検査と検査を受けたあとどのような結末になりうるかということについて十分に説明を受け，自分自身が本当に遺伝子検査を望んでいるかどうかについて十分な時間をとってよく考えることです。遺伝子検査は，よくあることですが，医師がいい考えだ

と思ったからとか，家族のほかのメンバーがやるべきだと感じたという理由で，よく考えずにたまたま受けてしまったということが決してないようにしてください。遺伝子検査を受けるか受けないかは重要な決断であって，あなた自身が決めなければなりません。遺伝子検査を実施するには，同意書を書いてもらわなければなりません。しかし，同意書をもらったからといって，完全な説明と情報を患者に与えたということにはなりません。

　もちろん，人々が発症前遺伝子診断を要望するおもな理由は，遺伝子の異常をもって**いない**ことを示してもらいたいと希望していることで，そのような場合，筋強直性ジストロフィーになる可能性，あるいはこれを後の世代に伝える可能性はとても低いと安心させることができます。しかし，異常という結果を受ける可能性があることも忘れてはいけません（健康な成人である勝算は上に書いたようにあなたに有利ですが）。そして，よい結果がでるというチャンスを単純に信じることなく，前もって悪いほうの結果に対しても覚悟することが必要です。

　よく考えなければならないポイントをいくつか示します。

① あなたはこの病気に関して，その重症度が人によってどのくらい違うか，そして病気によってどんな影響があるかについて，よく知っていますか？（病気の近親者が身近にいなければ，自分自身の経験としてこれを理解できない人もいます）
② 単なる可能性としてではなく，間違いなく自分は遺伝子の異常を受け継いでいることを知りながら生きていく覚悟がありますか？
③ 遺伝子検査で異常があることが，仕事に就いたり保険に入ったりするときに，もしかしたら何らかの影響をもたらすことがあるでしょうか？
④ 遺伝子検査の結果に，あなたの家族はどのような反応を示すでしょうか？
⑤ あなたの遺伝子検査の結果が異常だった場合，あなたの子どもたちに彼らは50％のリスクをもっていると伝えますか？
⑥ もし，もっと子どもをもつことを計画しているなら，妊娠中の遺伝子検査を受けたいと思いますか？

　これらは，すべてじっくり考えなければならない問題です——遺伝子検査のあとでなく前に。決断を下すことは難しいかもしれません。情報とそれを

処理するための時間の両方が必要です。まさに，ここのところが遺伝カウンセリングのサービスがお役に立つところです。なぜなら，臨床遺伝の専門家がこういった問題についてよく知っており，それらを通じて，1つの方向やこれと反対の方向に圧力を加えることなしに，あなたが考えるのを助けることができるからです。神経内科医やそれに匹敵する臨床家が完璧にこのようなことをするのはたいへんまれです。それゆえ，私は発症前の遺伝子検査は通常臨床遺伝科で行われるべきであると信じております。誰がこれを引き受けるかにかかわらず，これらの問題はすべて完璧にそして十分な時間をかけて考え抜く必要があります。もし，あなたの主治医がそれに対して用意ができていないようであれば，それができる医師に診てもらうべきです。

F 子どもに対する遺伝子検査実施

　これは，よく考えなければならない難しい領域です。遺伝子検査のすべてのことと同じように，ルールは考えるのが先で検査が後でなければなりません——ほかのやり方はすべてだめです！　もし，赤ちゃんや小さい子どもが小児科医か小児神経科医によって筋強直性ジストロフィーかもしれないと思われたら，遺伝子検査を実施することは有用です。成人の場合と同様，遺伝子検査はその臨床診断を確実にするかあるいは否定するかのどちらかです。しかし，筋強直性ジストロフィーの家族歴のある**健康な**子どもたちに対して遺伝子検査を実施するとなると話は別です。

　すでに健康な成人に対しては示しましたが，検査の実施に関して決断することは熟慮を要します。必ずしもすべての人が検査して欲しいという結論を出すわけではありません。幼い子どもたちは，このような決断を下したり同意したりすることはできず，特別に医学的に必要がない限りは，ほとんどの専門家は，幼いうちは検査を行わず年長になって自分で決断できるようになる，あるいは少なくとも決断に加わることができるのを待ってから実施するのが賢明であると思っています。この問題について注意深く話し合うと，たいてい両親はこのやり方に賛成します。

　しかし両親は，専門家が何を勧めようと，自分たちには子どもたちの検査をしてもらう義務が——時に権利が——あると思っていることがあります。私の経験では，このようなことはめったに起きませんが，幼い子どもたちの検査をやってはいけないという厳格な規則があるべきだとは思っていませ

ん。しかし，それは例外的でなければなりませんし，検査の準備が行われる前に両親は時間をとって，この問題についてよく考える必要があると思います。たいてい両親が気にするのは，おもに自分たちの子どもの健康についてですが，注意深く診察することでこれについては安心させることができます。遺伝子検査はおもに遺伝に関する決断のために必要ですが，これが重要になるのは子どもがもっと大きくなってからだけです。いかなる医師も技術的に可能であるというだけで，健康な子どもに遺伝子検査を勧めてはいけないのはいうまでもないことです。

　思春期の子どもたちが遺伝子検査を希望した場合は，幼い子どもたちのときとはかなり話が違ってきます。多くの場合，彼らは自分が健康かどうかを知りたいのです。しかし，これは注意深く診察をすればわかります。もし，若者が遺伝子検査を希望し，いろいろな問題について完全に議論した場合（望むらくは自分の力で），私には先には進まないという理由は見当たりません。しかし，非常に多くの場合，そのような人たちは自分の家系の病気について遺伝カウンセリングの専門家と議論し，遺伝子検査をもっとあとまでしないでおくことに決めることができてよかったと思っています。

G　祖父母や年長の血縁者

　成人になって筋強直性ジストロフィーと診断された人にとって，すでに病気の子どもがいることは全然まれではありませんが，両親に関しては病気をもっていることがわかっていない，ということはよくあることです。しかし，私たちは遺伝子の異常はほとんどいつも両親のどちらかから伝えられたものであろうということがわかっています。これについて何かするかどうか，またどうやってこれを行うかは機転と熟考を要します。

　筋強直性ジストロフィーは，世代を経るにしたがって早い年齢から症状があらわれる傾向があるので，祖父母はたいていとても軽症です。しばしば，白内障だけで筋肉の病気はほとんど問題にならないことが多いのです。どうみても正常で，ごくわずかな程度の遺伝子の異常をもっているにすぎない人もいます。これは，とてもよく理解できることですが，そのような人は，自分の子どもたちに重大な，そして孫たちにはもしかすると致命的な問題を引き起こすような病気を伝えてしまったということを認識して，とても驚き，しばしば罪悪感を感じるものです。

ときどき祖父母たちは，検査の意味について考える機会を与えられずに，またなぜ重要なのかの説明すらなしに，家系をよく調べるために検査用の血液の提供を求められることがあります。このようなことはあってはいけません。これらの，より年齢の高いメンバーも，若い血縁者とまったく同じように，注意深く考えて対処してもらわなければなりません。祖父母は，検査を希望しないことも十分ありえます。特に，どちらにも自覚症状がない場合には。

　高齢の方が検査を受ける場合，ふつう彼ら自身の健康ははっきり損なわれることはないだろうと自信をもってもらってかまいません。遺伝子の変化が最小限であれば特にそうです。彼らがこれを認識することは重要です。また同様に，ごく軽い筋肉の病気の特徴があってもこれに気付いていない場合は，軽度の筋強直性ジストロフィーが存在することを知ることは麻酔や手術によって起こる問題を避けるうえで役に立つに違いありません。

H　妊娠中の検査実施

　遺伝子検査を行うと，妊娠したとき，筋強直性ジストロフィーの遺伝子を（胎児に）伝えたかどうか判定できます。ただし，これは妊娠初期に行わなければなりません。これによって，子どもは欲しいがこの病気の遺伝子を伝えたくない人は，もし自分自身の倫理的，宗教的見解と自分の国の法律が許せば，妊娠を中絶することができます。発症前の遺伝子診断の実施と同様に，これはとても個人的個別的な決断であって，医師やその他の専門家によって影響されるものであってはなりません。

　実際のところ，出生前の遺伝子検査を望む人はごくわずかです。彼らはほとんどの場合，家族の中に重症な先天性筋強直性ジストロフィーの子どもが生まれたカップルです。胎児の遺伝子診断を行うと必ず流産の危険がありますから，結果が異常であっても妊娠中絶を望まないときはあえてこれを行うことは賢明ではありません。

　筋強直性ジストロフィーの出生前遺伝子診断は妊娠第10週ころ，絨毛採取という方法で行うのが最良です。この方法では，腹壁か腔から針をさし，胎児のまわりの膜の小片（●訳注：絨毛といいます）を採取します。たいてい結果は1〜2週間でわかります。これより遅い時期になると，15週ころ羊水穿刺という方法で検査ができます。この場合は，おなかから針をさし羊水を採

表 7.4　筋強直性ジストロフィーの母親にとっての妊娠中のリスク

- 子宮の中の液体が多すぎること—羊水過多
- 急速な分娩
- 分娩後の過度の出血
- 帝王切開が必要になった場合の麻酔や手術の危険
- 強い鎮静が必要になったときの呼吸の抑制

取しますが，この場合は羊水中の細胞を組織培養で増やさなければなりませんから，結果が出るのにさらに2～3週間余分にかかるかもしれません。

　出生前遺伝子検査を希望するときは，可能なところであればどこでも，事前に計画を立て遺伝カウンセリングの専門家といろいろな問題について完全に話し合うことができます。あくまでも**妊娠する前**にです。そのようにしておくと，実際に妊娠したときに，連絡をとるべき人をもつことができます。その人は，すでにあなたと筋強直性ジストロフィーについてよくわかっています。いざ妊娠し，遺伝子検査を望むという決心をしたら，直ちにその人に連絡しなければなりません。なぜなら，検査室と産婦人科医とに連絡して検査の予定を立てるのに時間がかかるからです。産婦人科に紹介してもらうのを待つべきではありません。また，以前によく話し合ったなら別ですが，あなたの産婦人科医が筋強直性ジストロフィーについてよくわかっていると期待してはいけません。

　出生前遺伝子検査を希望する女性は，自分自身が筋強直性ジストロフィーであるので（●訳注：そのような場合が大部分ですが，夫が筋強直性ジストロフィーという場合もありえます），とても大切なことは，母親としてのあなた自身が一連の過程から忘れられてはならないということです。いくつかの重要な問題が起こり，あなた自身に障害をもたらす可能性があります。それらはおもに妊娠後期や周産期に起こります。それらのいくつかを**表 7.4**に列挙します。あなたの産科医がそれについて知っており，準備ができているか確かめてください。これらの問題は，あなたの赤ちゃんがこの病気をもっていなくても起こりえるものです。もし，あなたの赤ちゃんが先天性筋強直性ジストロフィーである可能性があれば，これについて準備がなされ，経験ある小児科医が前もって十分情報を与えられていなければなりません。

　これらはすべて，筋強直性ジストロフィーをもつ母親は誰でも，そして赤ちゃんが重症の病気をもっているときはなおのこと，出産前にもケアを受

け，万一問題が起こった場合は出産後も母親と赤ちゃんの両方が治療を受けられるように，完全な設備があり完全なバックアップが得られるような病院の産科で出産をするべきであることを意味しています．

1 着床前遺伝子診断

着床前遺伝子診断は可能になったばかりですが，まだ依然としてごく初期の段階です．本質的なことだけをいうと，実際に行うのは子宮の外で卵子と精子をまぜ（試験管内受精），（●訳者が追加：受精卵が分裂して胚になるまで待ち）少なくとも1つの胚は遺伝子の異常がなくそれを子宮に置くことができるだろうと見込んで，いくつかの胚の遺伝子を調べることです．これにより，妊娠中絶を避けるという選択が与えられます．

しかし，試験管内受精の操作はそれ自体複雑で，成功率が低く（毎回20％前後），一般的に無料の医療として提供されるものではありません．しかし，この点はもしかすると近い将来変わるかもしれません．また，検査室のなかで行われることもきわめて難しい技術を必要とし，論文を発表するほど十分な経験をもつセンターは現在も全世界にほんの少ししかありません．そこへは喜んで患者を紹介しましょう．それ以外にも初期の段階の施設があり，また（残念なことですが）不当な請求を行ういくつかのセンターもあります．もし，あなたが着床前診断を1つの選択として考えているのなら，あなたは，まずはじめに，あなた自身の地域あるいは国にどのようなセンターが存在し，そこで何ができ何ができないかについて完全な情報を得るため，遺伝カウンセリングを受診し，関与している臨床遺伝の専門家に尋ねる必要があります．あなた自身が直接着床前診断を行っているセンターを紹介してほしいと頼むのは賢明ではありません．なぜなら，はじめに整理しなければならないものごとがたくさんあるかもしれないからです．

本章で，あなたやあなたの血縁者が家系や遺伝的問題について尋ねたいと思うであろう難しい疑問について，ほとんど網羅できたのではないかと思います．悲しいことに，多くの場合，まだそれらは筋強直性ジストロフィーの医学的諸問題ほどに医師の注意を引いているとはいえません．もし，この点があなたにも当てはまると感じるのであれば，遺伝カウンセリングクリニックを紹介してもらうように頼むべきです．そこでは，時間をとって，せかされていると感じないで，自由に自分の重要な問題を持ち出すことができるは

ずです。ほとんどの神経内科医も，だんだんとこのことの価値と，特別な経験をもつ人たち別として，彼らが健康な家族のメンバーの疑問を取り扱う最良の場所ではないことを認識するようになってきています。ほとんどの地域で，神経内科と臨床遺伝科の専門家の間の密接な連携が存在していますし，家族の問題から来る心配と重荷を支援が得られないまま持ち続けなくてよいと保証してくれる臨床遺伝科のネットワークがほとんどの国で存在しています。

●訳注：
① 日本では，臨床遺伝科や遺伝カウンセリング外来があるのは一部の病院に限られています。しかし，神経内科医や小児科医のなかに遺伝カウンセリングを行っている医師は少なくありませんので，筋ジストロフィーを専門に診療している医師に問い合わせてみるとよいでしょう。
② 日本では，筋強直性ジストロフィーの遺伝子検査に健康保険は適用されません。出生前診断，発症前診断については一般的に行われていませんが，状況は変化する可能性があり，遺伝カウンセリングでご相談のうえ，最新の情報を得ることをお勧めします。

第8章　研究での進歩

> 🔒 **Key points**
> - 筋強直性ジストロフィーは医学でわかっている最も複雑な疾患の1つです。
> - 筋強直性ジストロフィーは現在進行中の研究がたくさんあります。
> - 10年間の非常に骨が折れる研究結果，1992年前半に筋強直性ジストロフィーの原因となる遺伝子が特定されました。
> - どのように筋強直性ジストロフィーの遺伝子の変化が実際に筋損傷や他の問題を生じるのかの研究は，かなり速く進んでいます。

A　筋強直性ジストロフィーの原因について何が本当にわかっているのか

　これまでの章では，この病気の診断の実際，筋肉や他の臓器に生じる臨床的な問題点，また小児での特別な点，遺伝的側面について述べてきましたが，研究に関しては述べてきませんでした。たいていの人は，研究自体の詳細よりも，研究の長期的目的である，有効な治療と症状の予防について興味があるでしょう。けれども，現在どうなっているのか，どういう領域で，進歩が速く，治療の手掛かりが見つかる可能性があるのか，また，読者がどうにかして手伝えるのかどうかについても知りたいでしょう。本章では，単純に，かいつまんで述べたいと思います。筋強直性ジストロフィーは本当に複雑な病気であることがわかりつつあるので，簡単なことではないのです。ここで私が述べることは単純化しすぎていますし，一部はすぐに古臭くなると思います。それは，物事の進歩が早いせいであるので，がっかりするべきことではありません。

　まず強調したいのは，多くの研究は直接，患者と家族である読者にかかっていることです。これは単に研究費の寄付を通じてということではありません。確かに研究室での研究はお金がかかるものではありますが。患者や家族が研究に直接参加することが，同じくらい貴重で，最近何年か起きた進歩になくてはならないものでした。この機会に，血液や組織の検体，また家族や

ほかの情報を提供していただいた皆様に，私や同僚のみならず，世界で研究に携わっている他の研究者に提供いただいた皆様に，「ありがとう」と言いたいのです。

このことの価値は，現在でも将来でも過小評価することはできません。本書より大きな「筋強直性ジストロフィー」という私の本を見れば，どれだけ多くの研究が進行中であるかがおわかりになると思います。でも，ここではそれを網羅することは恐らくできません。世界中でさまざまな研究者に，どこまで研究での情報が共有されているかの程度には，勇気付けられると思います。研究室での科学者と臨床研究者には親密なネットワークがあり，定期的に集っては，研究の進歩や新しい考えを議論しています。

それでは，なぜ，筋強直性ジストロフィーの複雑さを解明し，有効な治療法を見いだすのに　そんなに長い手順になるのか？　ここで述べたいと思います。実際，筋強直性ジストロフィーは医学で知られている，最も複雑な疾患の1つなのです。多様性があり，多くの臓器に及ぶことからも，すでにおわかりのことと思います。

研究の初期のころに戻れば，この病気の臨床的な特徴に関すること，たとえば筋，心臓，その他の臓器での顕微鏡的な変化や，家系内での遺伝性のパターンなどが主体でした。こうしたことはどれも重要でしたが，この病気の主要な原因を理解するにはまだ長い道のりがあったのです。突破口は25年前にありました（●訳注：原著第2版は2009年に出版された）。新たな遺伝学的な技術で，特定の遺伝子が染色体のどこにあるかがわかり，その遺伝子と遺伝性疾患の特異的な変化を同定し，その遺伝子が正常では体の中で何をしているのか，病気ではどう悪いのか，遺伝子自体から明らかにすることができるようになりました。この過程に1つずつお連れしたいと思います。自分の一生を通じてこの研究努力の一翼を担ってきたこと，いくらかでも寄与することができたことは誇らしいことと思います。

1980年代初頭には，筋強直性ジストロフィーは1つの主要な遺伝子により決定され，それは第19番染色体にあること，しかし　この染色体は小さいながらも，約1,500もの遺伝子があり（●訳注：必ずしも世代ごとに重症化するというわけではない。ここでは重症化する場合を図示している。遺伝するときに，変異の程度は拡大することは多いが，親子で同程度のことも多い。ただし，時には逆に短縮することもある），遺伝子の同定はまだ先のことであることもわかっていました。その後，10年のたいへんな研究を費やして，1992年前半にようやく遺

伝子が明らかになりました。そこからほんとうの研究が始まったのです。

　この時点で，いくつか重要な事実が明らかになり始めました。まず，遺伝子の変化（科学用語では遺伝子変異といいます）は，たいていの遺伝性疾患と違って，世界中のほとんどすべての筋強直性ジストロフィー患者で同じであったのです。たいていの遺伝性疾患では，数百の変異が見つかり，その分布も集団が違うと異なっているのです。世界中で1つの血液遺伝子検査で済むということは実際的に有用なことでした。そして発見者が誰でも行えるようにしたことは強調すべきです。

　次に，変異は患者により異なり，家系内でも異なることが明らかになりました。病気自体が非常にさまざまであることがすぐに説明可能になりました。さらに，変異は「不安定」で世代から世代へ拡大する傾向があり，これは若年重症化（表現促進現象）についての疑問を説明しました。世代を経るごとに，発症年齢が早くなる傾向があり，何年も前に気付かれていながら，誰も説明できなかったのです。

　最重症で，発症が最も早い患者さんは　遺伝子での変化も最も大きいということはすでにお話しました。遺伝子変化と臨床的な障害との関連が示され，この病気が多様である理由の1つになっています。

　こうした発見が，筋強直性ジストロフィーの謎めいた遺伝的特徴の大部分を解明しましたが，さらに重要な点は遺伝子の不安定な部分は，「トリプレット」，すなわち遺伝子配列のDNAを構成する成分の3つのセット，3文字の繰り返しになっているという発見でした。一般集団のなかで多くの人はこのトリプレットの繰り返しが30回未満でしたが，筋強直性ジストロフィー患者は50回を超え，ふつうが数百であり，重症の小児の患者では数千にもおよびます。この反復数ないし反復長が測定できたことが，筋強直性ジストロフィーの遺伝学的診断の基礎となっています。

　トリプレットの成分は，C，T，Gという構成成分で，CTGというトリプレットになります。図8.1は正常状態と筋強直性ジストロフィーでの延長の違いを，大雑把ですが，示したものです。

　このような変化を示す病気は，筋強直性ジストロフィー以外にもあることがわかっています。同じころにいくつかの遺伝性疾患が不安定なトリプレット反復を示すことがわかりました。どの病気も，病気の性質自体はまったく異なりますが，筋強直性ジストロフィーでみられるような家系内での不安定性を示します。具体的には，脆弱X染色体（症候群），ハンチントン舞踏病，

第 8 章　研究での進歩

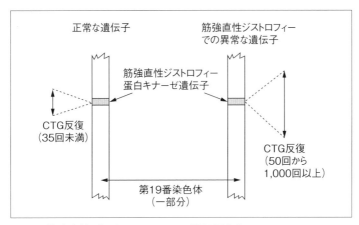

図 8.1　筋強直性ジストロフィーでの遺伝子変化

その他があります。

そして筋強直性ジストロフィーの遺伝子が発見されて 1, 2 年以内に，多様性の説明，世代間の表現促進，正確な遺伝子診断法が得られました。いずれも，たいへん重要で，家族にも実際的な価値があります。次に，第 19 染色体には変化がなかった患者は非常に少なかったのですが，その大半は，第 3 染色体に，異なるもののある意味では似たような変化があったのです。これが筋強直性ジストロフィー 2 型の患者さんであって（第 6 章を参照），この第 2 の遺伝子がわかったことで，筋強直性ジストロフィーの全体としての理解に重要な進歩をもたらしています。

しかし，遺伝子が実際に何をしていて，遺伝子の変化がどう筋強直性ジストロフィーを生じさせるのでしょうか。これは，はるかに複雑であることがわかってきましたが，最近ようやく解明されたばかりなのです。この先の数ページは難しく思っても気にしないでよいです。つい最近まで誰にとっても訳がわからないことだったのです。

研究者が遺伝子を発見したら，次に行うことは，その遺伝子配列，細胞の核にある DNA 分子を形作る 4 種類の構成ブロック，A, C, G, T という 4 文字（アデニン，シトシン，グアニン，チミジン）の配列の順番を決定することです。この配列をコンピュータに入力すれば，遺伝子から作られるはずの蛋白のタイプ，さらには　その蛋白が体内で可能性の高い働きは何かが予想できます。筋強直性ジストロフィーでは，蛋白キナーゼの 1 種の蛋白であっ

**表8.1 筋強直性ジストロフィーで何が悪いのか？
さまざまなレベルでみられる基本的な欠陥**

遺伝子（DNA） 　第19番染色体の「3文字反復配列」の延長。
中間的な「メッセンジャー」（RNA） 　細胞の核の中に閉じ込められている。また，ほかの種類のRNAに結合し，影響する。
蛋白（体の組織の主要な構成成分） 　いくつかの種類の合成が影響を受けている（筋肉，心臓，その他の臓器に及ぶ）。
筋肉（もしくは他の障害された臓器） 　重要な蛋白成分が不完全ないし不足。ほかの要因からの二次的な損傷。

たのです。そこで，筋強直性ジストロフィー蛋白キナーゼ，略してDMPKとして知られるようになりました。

　このことは期待できるように見えましたが，DMPKの性質はあまり特異的ではなく，しばらくわからないものでした。筋強直性ジストロフィーではDMPKの活性値は上昇していると報告した研究者がいましたが，低下しているという研究者もいました。またDMPKは筋にのみあるのか，体中にあるのか，筋強直性ジストロフィーで性質が変化しているのかどうか，ということも初めは明らかではありませんでした。DMPKでこの病気の特徴が説明できるのかも同様でした。この点を明らかにするのに，数年かかりましたが，なお十分にわかっているとはいえません。**表8.1**は　さまざまなレベルで　この病気をどのように検査できるかを示します。

　今はっきりしていると思われることは，DMPKは筋肉と心臓におもにあって，ほかにはないことと，DMPKがない場合に，実験動物では心臓の伝導に影響はあっても，筋強直性ジストロフィーに似た筋疾患は生じないことです。したがって，筋強直性ジストロフィーの遺伝子変異は間違いなくDMPK遺伝子にあるのですが，この病気の臨床的な特徴のすべてをDMPKという蛋白に帰することはできないことになります。

　重要な進歩の1つが，「トランスジェニック」マウスの研究でした。これは，マウスのDNAに正常な，もしくは変化させたヒトの遺伝子を導入したものですが，研究者はその効果を詳しく検討できるのです。そうしたマウスに長くなった反復配列を導入することによって，筋強直性ジストロフィーがどのように生じるのかを本当に理解することができるようになってきています。第11章で述べますが，この研究法は，新しい治療法の安全性と有効性を

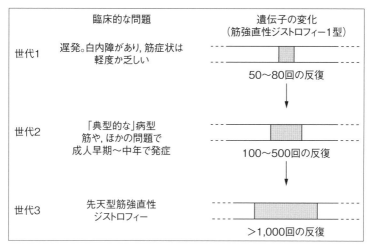

図 8.2　筋強直性ジストロフィー 1 型での表現促進（説明は本文参照）

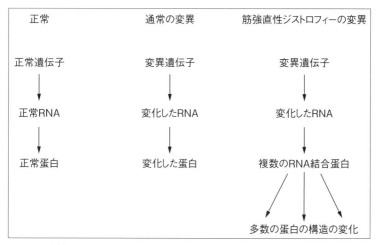

図 8.3　毒性のある RNA と筋強直性ジストロフィーの変異

試すのに価値があります。

　このマウスは，ミオトニア（筋強直）と筋肉の病気があり，筋肉の変化は筋強直性ジストロフィーの患者さんの筋肉でみられるものに似ています。同様に重要なことに，反復配列の効果は DMPK ないしほかの一種類の蛋白にだけにあるのではなく，重要な蛋白にあるようです。これがどのように生じる

のかは図**8.3**に示します。

　まず，この遺伝子自体の DNA 反復は，中間的な分子である RNA では対応する反復に変わります。RNA は蛋白合成に直接責任があります。RNA の構成ブロックは少し変化して，CTG ではなく CUG ですが，他の点では同様です。この変化した RNA は細胞の核の中に閉じ込められているようで，他の種類の RNA にも影響し，いろいろな蛋白を正常に合成できなくなるようです。この作用は筋肉に影響するだけではありません。合成が障害される蛋白には心臓，インスリンの扱いなど，筋強直性ジストロフィーで障害される機能に重要なものがあります。どうしてそんなに多くの組織が筋強直性ジストロフィーでは障害されるのかが，こうした変化で説明できるでしょう。さまざまな蛋白が実際，巻き込まれるでしょうが，そうした遺伝子は必ずしも近くに存在していなければならないのではありません。

　機能障害が生じる，この仕組みは，筋強直性ジストロフィー 2 型の遺伝子が明らかにされて，強力に支持されました。その遺伝子は染色体も異なり（第 3 染色体），DMPK 遺伝子にも，その近くにある他の遺伝子にも似ていませんが，非常に長い反復（CCTG）が患者さんには含まれています。1 型のように，重要なのは，どの遺伝子があるかよりも，実際にある遺伝子変異そのものが重要である可能性を示しています。似た点は（異なる点も）たぶん，核に閉じ込められる RNA にどの蛋白が影響を受けるのかによるのでしょう。

　大切なのは，筋強直性ジストロフィーで遺伝子の変化がどのように筋の障害やほかの問題を生じるのかについての研究は，現在たいへん急速に進歩していて，治療への取り組みを試すための本当の目標が得られるところまで近づいていることです。

　15 年（以上）前，筋強直性ジストロフィーでの変化についてほとんど何も知らなかったことを思えば，今まで長い道のりを歩んできたことがおわかりになるでしょう。誰もが支援し奨励することで，これがさらに，患者さんたちに本当に役立つところまで達することができるでしょう。

　ここで最近の進歩を詳細に説明しようとするよりも，本書の最後に，参考文献のところで科学的な総説をいくつか示します。

第9章　支援と情報

> 🔒 **Key points**
> - 筋強直性ジストロフィーを理解し，うまく対応していくのに役立つ支援団体や協会がたくさんあります。
> - そうした団体は診断された個人にもその家族や友人にも支援をします。
> - 支援団体の本質的特徴は，患者と家族の「ために」あるだけではなく，患者と家族「によって」運営されていることです。

　本書をここまで読んでこられたら，筋強直性ジストロフィーについては関連する問題，遺伝的問題を，また原因に関してもずいぶん勉強したことになります。しかし，筋強直性ジストロフィーが引き起こすさまざまな問題，また全般的な対応や治療に何ができるかは，あまり多くみてこなかったことと思います。これから先の3章分は，この患者さんに最も重要な点について述べようと思います。この支援と情報に関する章を，ほかの章と分けて書いたのは，医学本位の書物では無視・省略されていることが多いからです。支援はさまざまなところから来ます（表9.1）。それぞれについて少し述べます。

A　家族と友人からの支援

　筋強直性ジストロフィーの患者さんが受ける最も自然な支援ですが，当然すぎて，忘れられていたり，当たり前のように思われていたりすることが多いのです。家族が毎日，何年も支援しているのが，すべて急になくなったら，社会は崩壊してしまうでしょう。不幸にして，すべての人々が家族の支援を受けているわけではありません。親やパートナーの死亡や，離婚によって支援がなくなることもあります。親戚や友人から支援を受けるのが難しいという人もいます。けれども家族が，たいていの患者さんにとって主要な支援であり続けています。
　介護者や家族の一人ひとりが自分自身に支援が必要だということは，ますます重要なことになります。家族は，自分も病気になるのではないかと恐れ

表9.1　筋強直性ジストロフィーでの支援

> 家族と友人
> 支援団体（●訳注：患者会）
> より広範囲の筋ジストロフィー協会
> 障害者団体
> 社会福祉団体

ていたり，家計が苦しくなるとか，息抜きできず，重症の患者さんから離れられずにいて，苦痛を感じていたりすることがあります。当然のことながら，人は，筋強直性ジストロフィーをめぐるあらゆることなしに，自分の人生での目的を遂げたいと思うでしょう。そのような状況を解決するのは困難なことが多いのですが，少なくとも認識してもらえることは役立ちます。本書が筋強直性ジストロフィーの問題を明らかにすることで，家族・介護者の方々にいくらかでも役立つことを願っています。

　友人たちは，一緒に行動することができないかもしれない人にずっと親友でいるのは特に難しいと考えるかもしれません。そして，筋強直性ジストロフィーについて話すべきかどうか，話すならいつ話すべきかがわからないでいたり，怒らせてしまうのではないかと気にしたりもするでしょう。このような場合もやはり，身近な友人が筋強直性ジストロフィーについてもっと知ることは，ふつうよいことです。

B　支援団体（サポートグループ）

　支援団体の情報と発展は，多くの病気で，特にそれほど多くはなくあまり認識されていない病気では，間違いなく，最も大切なことだと思います。筋強直性ジストロフィーは，その代表的なもので，たいていの患者さんとそのご家族には，そのような団体に入ることは，医師が提供できるものと同じくらいにためになると，ためらわずに言えます。私自身の経験はイギリスのグループの活動によりますが，同様の支援団体はほかの国でもますます発展しています。支援団体が提供できる特別なことは何でしょうか。

　第一に，誰ももはや一人きりではないということ，筋強直性ジストロフィーはほかの多くの人と家族にもかかることがわかることです。これは気が休まるだけではなく，驚きでもあると思います。たいていの家族は，すぐ近所や町で，ほかの患者さんのご家族と偶然出会うことはまずないでしょ

う．たとえさらに何もできなかったとしても，同じ状態の人々の一員であることを知るだけでもずいぶん役立つはずです．

　二番目の有用性は，正確で適切な情報が入手できることです．支援団体は，第一の情報源であることが多く，少なくともあなたにとって明らかに関係のある情報の第一の源になります．インターネットから情報は得られますが，わからないものだったり，意味を明らかにするのが難しいものだったりするので，インターネット時代でも，支援団体の重要性は変わりません．

　支援団体が提供する，三番目の貴重なことは，この病気の問題，移動などの日常生活，もしくはもっと特別な問題に対処する実際的な意見です．問題によっては医学的な手段はあまり役に立たないため，一人ひとりの患者さん，そのご家族の経験が非常に役立つことがあるのです．会の集まりや機関誌で投稿や手記として提供されることが多くみられます．大きな総会や地域の集会という形での個人的なつながりは，支援団体の重要な役目です．大きな年次総会は楽しい社交的な行事になることが多いのですが，個人の親密な関係をもたらすこともあります．もちろん，人より社交的な性分の人たちはいます．自分と同じ状態の他の人たちの集団と会うということは，初めは不安なことかもしれません．特に自分よりも重症の患者さんであれば，なおのことですが，概して，多くの人にとっては，こうした会に出席することは本当に意味があるのです．

　支援団体の最も大切な機能は，どんな医療やその他の便宜が地域で得られるのかという情報のネットワークを提供し，その発展を促進することです．全国的な規模での変化が来るのを求めるなら，もっと大きな組織の活動がふつう必要ですが，支援団体は，特定の地域で，どの医師・医療機関がもっともよく知っていて助けになるのか，そしてどの医師・医療機関を避けるべきなのかを知るのには，好都合な場所です．1つか2つの活動的な家族がいれば，筋強直性ジストロフィーについて気付いていないか，情報をもっていないかのために，以前は関心がなかった医師やその他の専門職の間に，本当に関心をもたらすことが多くの場合できます．そうするには，少しずつ，うまくやることが，近道です．もしも支援団体から支援と情報が得られれば，やりやすくなります．

　支援団体（患者会）の本質的な特性は，患者さんとご家族「によって」，患者さんとご家族「のために」運営されていることです．専門職をアドバイザーにもつか，特定のやり方で助けてもらうこともありますが，専門職が団体（患

者会）を支配したり，運営に口出ししたりはしないということが重要です。同様に，支援団体には，研究を推進し研究に参加したがる人が多いことがよくありますが，研究者が不公平な有利な立場にならないことが絶対必要です。支援団体は，たいてい個人的なつながりがあり，役立つ組織としては比較的小規模ですので，もっと下部組織や経営基盤のある大きな組織のほうが，よりよく行える働きもいくつかあります。筋ジストロフィー一般のより広い協会が特別に重要な働きをすることになります。

C 範囲がより広い筋ジストロフィーの協会

　筋強直性ジストロフィーの患者さんとご家族が，より幅広い筋ジストロフィー一般の協会から得られるサポートは，支援団体の働きを補います。ふつう全国規模の組織があり，たとえば，アメリカでは Muscular Dystrophy Association of America（MDA，アメリカ筋ジストロフィー協会），フランスでは Association Française contre les Myopathies（AFM，フランスミオパチー協会），イギリスでは Muscular Dystrophy Campaign（筋ジストロフィーキャンペーン）があります。どの種類のジストロフィーでも数家族しかないような小さな国では特に重要です。インターネットのアドレスと住所を付録1に示します（●訳注：日本版改訂第2版では，インターネットアドレスのみを記載した。）。収入も多く，専門的な資金調達活動もやっていることから，研究，特に経費がかかる実験室での研究に資金を提供することもしやすくなっています。ふつうは独立した科学的な委員会があり，研究費の申請に対しては徹底的に審査します。

　印刷物を作るのも，支援団体がふつうやるよりも大きな規模でできます。イギリスでは，筋強直性ジストロフィーについての小冊子が，障害の補助用具についての総合的な本と同様に入手可能です。さまざまな領域のプロの家庭介護者の資金提供は，患者と医療機関の間の連携にたいへん価値があることがわかってきました。

　このような大きな組織の欠点は，対象が広範囲の，非常に異なった筋疾患に及ばなければならず，そのために特に1つの疾患に重点を置きにくいことです。支援団体と大きな団体のどちらも大切で，役割も違っているのです。

D　ほかの役立つ団体

　国を越えて考えると，国と国の間で緊密な連携が重要です．特に，自分よりも小さな国や，あまり便利になっていない国を助けることが大切です．筋ジストロフィー協会ヨーロッパ連合（EAMDA）は，ヨーロッパ神経筋センター（ENMC）と一緒に，連合体として活動していますが，筋強直性ジストロフィーなどのさまざまな筋ジストロフィーの専門家の小さな会合を組織していて，貴重です．こうした国際的な団体は，可能性のある新しい治療の臨床試験を推進し，また標準化するのに役立つので，意義が増してきています．

　政治的な圧力団体としては，団結して働きかけるのが，たくさんの小さな団体がバラバラに働きかけるよりも効果があります．さまざまな障害者団体は，移動，利用できる権利，教育など，疾患は違っても共通する問題には奮闘してきましたが，イギリスでは，Genetic Interest Group（遺伝的関心団体）は，百以上の疾患の団体をまとめていますが，遺伝疾患への医療・福祉を充実させるのに非常に役立っています．

E　インターネットと情報

　インターネットを利用できる家族は多く，国によってはほとんどでしょうが，インターネットは，筋強直性ジストロフィーの患者さんに役に立つ強力な武器になってきました．実生活では，いろいろな買い物が，移動が容易ではない人にも簡単にできます．同様に，筋強直性ジストロフィーなどの多くの病気の医学的なことの主要な情報源となってきました．付録1にウェブサイトを少し示します．

　こんなに大量の情報があるので，情報がまったく得られない人はほとんどいないことになりますが，どのようにして取捨選択するのか，正確，適切，自分にとって大切なことは何なのかがどうやってわかるのか，という問題が生じてきます．ある同僚はこの状況を「消火栓から水を飲もうとしている」ようなものだと表現しましたが，情報の膨大な量と問題に圧倒されてしまうでしょう．

　インターネットの内容を利用するには，それはフィルターを通らず，チェックがなされず，検閲はされていないことを忘れてはいけません．だから，正しいこともあるし，正しくないこともあるのです．自分についての情

報が人に入手できるようにするのも，とても用心深くなければいけません。世界全体に公開しているのですから。仲間同士のチャットや掲示板は，移動に障害のある人や遠隔地にいる人，支援団体で面と向かって話すのが恥ずかしい人にとっては，貴重なものですが，利用の仕方には用心してください。

　まとめますと，患者のあなたと家族が得られるサポートと情報はたくさんあります。情報の多くはわかりやすく，貴重なものです。あなたを助けてくれる人もたくさんいます。ひとりぼっちだと思ってはいけません。サポートを賢く利用すれば，自分のためにもなり，同じような状態のほかの人を助けることもできます。

第10章　現在での対処と治療

> 🔒 **Key points**
> - 筋強直性ジストロフィーにだけの治療はないのですが，筋強直性ジストロフィーの側面ごとに対応や治療でできることがたくさんあり，あなたにも役立つ可能性があります．
> - 個々の症例は異なるため，患者ごとに問題がどのくらい重大かや，患者の年齢により，異なるアプローチが必要になります．
> - 医師やほかの専門職に会って，対応を相談するときには，本章の情報が使えるかもしれません．
> - ほぼ健康で動ける状態を維持できるのは確かに大切です．ただし，激しい運動は害はあっても益はないことがあります．
> - 家庭や職場のような環境があなたにとってよいように変えられるかどうかをみましょう．

　筋強直性ジストロフィーの多くの患者さんは，診断されてどんな治療が提供されるのか尋ねたときに，「何もない」といわれてがっかりしてしまいます．現時点では，状態の経過を根本的に変えるような治療法や治療薬はないというのは正しいといわざるをえないのですが，病気の経過のさまざまな時点で，役立つ手段，特に救命にもなる手段がないというのはまったく正しくありません．特定の症状は，症状が出てきたときに治療ができます．11章では，最終的な治療，治療薬の展望を述べますが，本章では今ここで何ができるのか，筋強直性ジストロフィーのどの患者さんでもできなければならないはずの治療について述べます．

　本書の中のあちこちで，これまでに筋強直性ジストロフィーには多様性があることを強調してきました．このことは，患者さんによって，必要なアプローチは異なることを意味します．個々の問題がどれくらい重大なのか，また年齢によっても異なります．年齢ではかなりの違いをもたらしますので，対処は大人と子どもで分けて考えてきました．ただかなり重なっているところはあります．情報の多くは表にまとめたり，これまでの章と関連付けたりしました．表のいくつかはコピーして，医師や専門職に会って，話し合うと

表 10.1　筋強直性ジストロフィーの筋症状の治療

筋症状	治療
筋のこわばり（筋強直）	症状が困るものなら内服薬（本文参照）
下肢・足の筋力低下	プラスチック足装具（軟らかいものは leaf spring ともいう）
頸部筋力低下	軟らかい頸部カラー，車やイスの頭の支え（ヘッドレスト）
瞼が下がる（眼瞼下垂）	クラッチグラス（手術はめったにしない）
全身的な筋力低下	車イス（特に屋外では電動車イス）

きにもっていると便利なことがあるでしょう。

A　筋症状

　表 10.1 のように，現時点では，ミオトニアによる筋のこわばりだけが，特別な薬剤が必要で効果がありうる筋症状です。ただ，こわばりに薬が必要な患者さんは，少数でしかありません。ミオトニアは何年も続く症状ですし，副作用はまれであるとはいえ，長年内服する間には起きないとはいえません。今最もよく使われているのはメキシレチンです。けれども，もっと古くからある，フェニトイン，キニーネ，プロカインアミドのような薬がよいという患者さんもいます。内服する量は，主治医に決めてもらうのがよいです。心臓の伝導を抑えるような作用もある薬もあり（筋疾患以外では心臓の問題を治療するのにも使用されるのですが），心臓の病気があれば，使用しないか，あるいは慎重に診てもらいながら使用することになります。フェニトインは量が過ぎればふらつくことがあります。また妊娠中には胎児に悪影響が出ることもあり，妊娠中とか妊娠しそうなときにはミオトニアに対する内服薬はお勧めしません。

　筋力低下は，現時点では薬でよくなりません。試験中の薬や今後あらわれる薬が現状を変えることを期待していますが，ここでは，他の筋肉の病気で有効性があると報じられた薬を，筋強直性ジストロフィーの患者さんでも役立つかもしれないと期待しては使わないのがよいということを皆さんに注意します。そうした薬が効くことはまずありません。むしろ有害な可能性のほうが高いのです。どの種類のステロイドも，さまざまなビタミンやミネラルの大量内服も，薬草，漢方薬や民間療法も，同じです。「天然」薬物は，人工

第 10 章　現在での対処と治療

の薬物と同様に毒性があることがあるのを忘れないでください。キツネノテブクロ（ジギタリス）やイヌホウズキ（ベラドンナ）がいい例です。

　食事はすでに3章で，過度の体重増加（肥満）について述べました。栄養素が特別に筋力を増強する証拠はありません。栄養に全般的に富む食事は適当ではあるのですが，筋肉がつくことを期待して特別な食品にお金をかけても，まず何にもなりません。

　運動については尋ねられることが多いのですが，これまでにも述べました。だいたい健康で動けるようにしていることは確かに大切です。けれども長距離を走るとか，バーベルを上げるとか，激しい運動をするのは，まず害はあっても益はありません（ただし，この点については客観的な証拠はほとんどないといわざるをえないのですが）。水泳は，水の中では体が軽くなるのでよいことは多くの人が気付いています。体重を減らすのに，カロリー摂取量を減らす代わりに，運動量を増やそうとはしないでください。めったに成功するものではありませんから。

　自分の筋肉を強くすることはできなくても，少なくとも慎重に計画すれば，筋肉の負担をいくらかでも軽くすることはできます。常識的な手段に立ち戻ります。常識的手段がいかにとられていないかは驚くべきことです。一般的な移動に関して，筋強直性ジストロフィーの患者さんのニーズは，ほかの筋肉の病気の患者さんとある程度までは同じですので，その方面の専門家に評価してもらうのがよいです。ふつう，理学療法士と緊密に働いていることが多いのですが，作業療法士になります。作業療法士は，診療所よりも容易に，ニーズを十分に評価でき，器具や補助用具が試せるような施設，センターにいることが多くみられます。筋強直性ジストロフィーでは体重がかかる大きな筋（●訳注：殿筋などを指すのであろう。まず保たれる筋は下肢を挙上する腸腰筋であるが）よりもふつうは下肢と足の筋力低下によって動きにくくなることを誰もが知っていることが大切です。必要な方法が変わることにもなります。

　筋力低下のために長距離が歩けず，公共の交通機関も少ないのであれば，車は特に重要です。車が自分に合うように変更が必要かどうかは注意して考えなくてはなりません。変える前には，最も適したタイプについて専門家のアドバイスを受けてみてください。頸部の筋力低下には，うまく支えるヘッドレストが特に重要になります。これは運転する場合でも，乗せてもらう場合でも同様です。

特定の筋の筋力低下は，補助が可能です。垂れ足は，足首での筋力低下による，よくある問題ですが，靴の中に合うようにして外からは見えないようにもできる，軽量のプラスチック装具で直せます。軟らかい頸部カラーは，他の頸部の問題がある人が使いますが，特に頸部痛や頭痛が頸部筋力低下による場合に，役立ちます。瞼が下がってしまう（眼瞼下垂）のは，特殊なめがね（●訳注：クラッチグラス）であげられます。

B 家庭での補助用具

　筋力低下を何とかしようとするのは，体に関しての適応のみではなく，周囲の環境にも，どのようにあなたにとってよいように変えられるか，目を向けなくてはいけません。おもには自宅ですが，仕事場も重要です。けがをしないようにすることは明らかに必須で，すでに述べました。変えることで，無理しないで済むようになり，疲れやすくならないようにできると思います。そのような変更は，専門家のアドバイスを受けながら計画することが必要で，作業療法士や身障者センターの技術が役立つでしょう。前もって考えていくことが必要です。危機的な状況が起きるまで放置しておかないことです。

　筋力低下が重度で，動くことがますますできなくなってきたら，特に屋外で，また慣れない場所では，車イスの使用はお考えになりましたか？　たとえそれまで好きでしてきたことをやめざるをえなくなったとしても，初めはそうした可能性を考えたくない，という人が多いことに気づいてきました。車イス，特に電動車イスがあると，患者さんが好きなことを続けられ，それほど人に頼らずにいられることがあります。気が進まない人は，車や電車のような発明を利用したくなかった数世代前の人々になぞらえることができます。町から町へ歩くことは今どれほどの人が考えるでしょうか。ふつう，どれほど役立つのかがわかったら，車イスもしくはほかの移動用の補助用具を使うことを受け入れやすくなります。筋強直性ジストロフィーの患者さんでは，これは絶対必要でもないことが多いのですが，忘れてはならないことです（●訳注：電動車イスも自家用車も運転操作が問題になることがあります）。

C 医学的な（内科的な）問題

　すでに強調して述べましたが，筋強直性ジストロフィーに合併しうるさま

表 10.2　内科的な問題の対応と治療

問題	対応・治療
心臓	定期的な心電図検査，必要なら精密検査。 不整脈を直す薬，適応があれば心臓ペースメーカー。
胸部（呼吸）	食物や水分が肺に入ってしまうのを防ぐこと。 感染には早くに抗菌薬。 必要なら，夜間に補助換気（非侵襲的陽圧換気；NPPV ないし NIV）。
胃腸症状	腹痛や過敏性腸症候群には，鎮痙剤（●訳注：本文参照）。
日中過眠	呼吸機能が低下していないか，確かめる。 モダフィニルのような特異的薬剤が有効なことがある。
糖尿病	食事の変更。インスリンは不要なことが多い。
白内障	眼科手術で良好な結果。

ざまな医学的な問題が，患者さんによっては筋力低下と同様に，もしくはそれ以上に，困ることであり，もしも知られずに治療されなかったら，筋肉の症状が重くはない患者さんにさえも危険なことがあります。そのような一般的な面を定期的にチェックしていくことが必須です。そうしたことは神経内科医にも筋疾患の専門家にも無視されてはなりません。

表 10.2 に対応と治療が必要な，重要な医学的（内科的）問題をまとめます。第 4 章でより詳しく述べましたので，ここでは治療の内容に関して若干述べるにとどめます。

■ 心臓の問題

必要な治療は，リズム障害（不整脈）の種類によります。心臓の専門家に決めてもらうのがよいです。薬で規則的なリズムが戻ったり維持できなかったりするなら，電気的な治療が必要なこともあります（●訳注：心房粗動には，カテーテルによるアブレーションが行われることも多くなっています）。伝導が遅くなる「心ブロック」にはペースメーカーが必要なこともあります。ペースメーカーは症状が出る前に入れるべきなのか，症状が出るまで待つべきなのか，かなり議論があります。ついでにいうと，こうした処置が怖いと思うなら，高齢や虚弱な患者には行われることが多いのですが，よい結果をもたらしていること，とにかく筋強直性ジストロフィーの僅かな患者さんでしか必要とされないことを忘れないでください（●訳注：僅かな患者さんで，完全房室ブロックになって徐脈による失神発作や心不全が生じることがみられます）。

■ 肺の問題

　肺の問題の原因が，食べ物が間違ったほうへ入って（誤嚥）しまうことならば，解決法は，これを認識して，阻止することです。言語・嚥下療法士（●訳注：日本では言語聴覚士。摂食嚥下療法を行っています）とともに，食事の形態を適したものにすることでよくなることがあります。真っ平らには寝ず，夜遅くにたくさん食べないことで，食べたものが胃から逆流する（胃食道逆流）のを防げることもあります。

　夜に呼吸する筋が弱いことが原因ならば，夜中の呼吸を強める器械を装着することでよくなることがあります（●訳注：口鼻マスクなどによる非侵襲的陽圧換気が行われます）。これは必要ではないことも多いのですが。咳が弱いと，感染が「肺へ広がら」ないように，気管支炎や咽頭炎は，すぐに抗菌薬で治療することが重要になります。理学療法士が，肺をきれいにする呼吸訓練を教えることができる場合があります（●訳注：咳の勢いを強めるために，口鼻マスクでの排痰補助機器の使用が行われます。これは，肺が広がっていない状態である無気肺の予防と対策にも重要です）。呼吸機能の簡単な測定は，筋強直性ジストロフィーの定期評価の一部になっていなければなりません（●訳注：正確には呼吸機能検査になるが，簡単には最大発声時間と咳の勢いで評価します）。

■ 腸の問題と腹痛

　腸管壁の筋をゆるめるような薬はいろいろありますが，よくある「過敏性腸症候群」と同じようによいことがあります。繊維の多い食品は役に立つことがあります（●訳注：食物繊維の摂取や生活習慣の改善が優先されます。薬剤としては消化管運動調整薬や高分子ポリマーなどが用いられます）。

　便秘薬では，流動パラフィンは（とにかく今では使用されませんが）肺に入る（誤嚥する）とまずいので，避けることが大切です（●訳注：①流動パラフィンは刺激性が少なく，誤嚥しても咳を誘発しにくく，誤嚥するとリポイド肺炎を生じます。②ほかの薬剤でも誤嚥には注意すべきです。下剤では，パントテン酸，酸化マグネシウム，センナ，大黄，ピコスルファートなどが使用されます。なお酸化マグネシウムは腎機能低下での高マグネシウム血症に注意します）。

■ 日中の過眠

　日中の過度の眠気は困った症状で，治験が数種類の薬剤に行われています。どう進展しているのか尋ねることは意味があります。モダフィニルは最

も研究されている薬剤です。誰にでも有用というわけでもないのですが，この過眠が重大な問題になっているなら，試してみるのもよいようです。

■ 糖尿病

糖尿病は筋強直性ジストロフィーの一部の患者さんでのみ生じます。インスリンを使わないですむことが多いのですが，もし糖尿病があれば，よいコントロールがほかの糖尿病患者よりも大切でさえあります。必要もないのに，ほかの健康上の問題に加えて糖尿病を合併したくはないですよね（●**訳注**：筋強直性ジストロフィーの糖尿病ではインスリンが効きにくいため，インスリン抵抗性の改善が重要です。飲食の内容と量のコントロールがまず大切です）。

■ 白内障

白内障は外科的に除くことができ，健康状態がよくなくても，高齢であっても，非常によい効果があります（●**訳注**：白内障の手術後に後発白内障が生じやすいのですが，生じたらレーザー切開が行われます）。

言うまでもなく，ここで述べなかった，まれな合併症も筋強直性ジストロフィーにはたくさんあります。ふつうは，そうした合併症の治療は，筋強直性ジストロフィーでなくて生じた場合と違いはありません。けれども，そうした合併症の治療をする誰でもが，筋強直性ジストロフィーがあることをわかっているのが，どんなときも大切です。そうでないと，筋強直性ジストロフィーのほかの症状を悪化させてしまうことがあるのです。

D 外科手術と麻酔

誰でも，手術と麻酔は，人生のどこかの時点で，病気か事故のために，受けることがあるでしょう。筋強直性ジストロフィーがあれば，やはり手術・麻酔で助からないはずはないのですが，しかし，手術・麻酔は細心の注意を払って，筋強直性ジストロフィーがあることをよくわかっていて，行わなければなりません。筋強直性ジストロフィーの患者さんと医師が考えなければならないことがいくつかあります。

1. 手術が本当に必要かどうか？　手術が命にかかわるか，人生が変わるだ

ろうか，手術以外の治療法がないのか，外科の診断は本当に正しいのか，患者さんは考えないといけません。症状が（たとえば腹痛です），筋強直性ジストロフィーに関係してはいないか，内科的にもっとよく治療できないのか？手術が本当に必要ならば，次の問題があります。

2．手術をどこで受けるのか？　簡単に答えるなら，きちんとした術後の面倒がみられる設備の整った病院でのみ受けるべきです。何か悪いことが起きたときのために，集中治療もできるように。それほど複雑でない手術でも，そうです。そのような術後のケアができない診療所などで行われるようなことでも，健康な人なら問題はないでしょうが，筋強直性ジストロフィーがあれば，そうとはいえないのです。イギリスでは，たとえ民間の医療保険に入っていても，夜中に若いスタッフがすぐに来てくれる，きちんとしたNHS（国立医療サービス）の病院以外にはありません。

3．外科医と麻酔科医は，手術・麻酔の前に，あらかじめ筋強直性ジストロフィーの状態がわかっていないといけません。手術室に入るところでいうのでは仕様がありません！　医師が必要な設備や手技を考えておくことができるように，起きうる好ましくない危険がわかっていないといけません。

4．手術前，手術中，手術後に何が行われなければならないか？　どんな手術・麻酔なのかにもよりますので，定まった決まりを作るのはお勧めできません。著者の病院での麻酔科医などによって作られた方法を付録2に示しました。専門的ですが，コピーして，関係者にお渡しください（●訳注：誤嚥と無気肺の予防と対策が必要なことがあります）。

5．緊急手術。交通事故などの緊急事態では，これまで述べたような準備をする時間的余裕はないことがあります。しかし，自分が筋強直性ジストロフィーであることがよくわかるように，カードかブレスレットかを携帯してください。問題があることをスタッフに知らせることができます。イギリスの筋強直性ジストロフィー・支援団体では，財布サイズのプラスチックカードと，情報の基本的なことがわかる折りたためるシートを作っています。（付録3）

E 出産

　妊娠と出産での問題は第7章で述べましたが，筋強直性ジストロフィーがあって，妊娠した場合は，帝王切開や麻酔を受けることが多いということをわかっているのが大切です。そのため，妊婦にとっても子どもにとっても，設備が整った病院で出産することが必須になります。

F 対応全般

　本章で，筋強直性ジストロフィーへの対応と治療のさまざまな面が一元化していれば，別々の専門家にバラバラに扱われるよりも，より簡単で，有効性も高くなることがおわかりになったと思います。もちろん，白内障や心臓の合併症のような問題には，その分野の専門家が必要になることが多いのですが，そうした専門家は病気全体に対応し，連繋できるわけではありません。
　イギリスでは，誰もが家庭医に登録されていますが，家庭医は非常に忙しく負担が大きいことが多いとはいえ，家庭医がやはり最もうまく一元化できます。家庭医からの協力を最大にするには，具合が悪くなるまで待たないで，自分自身と自分の病気をまず診てもらうように予約をとることです。要点をついた印刷物をファイルに入れて（ただし1ページか2ページかのものだけに！），定期的な通院と必要な検査（心電図：ECG）を，クリニックか病院の外来か，どちらで手配していくのかを相談してください。
　多くのクリニック（外来）では，連繋が最もよくでき，作業療法の評価や社会福祉のような問題も手配するのに慣れている看護師がいます。外来のスタッフがあなた自身も筋強直性ジストロフィーの問題もよく知っているのなら，具合が悪くなったときには事情をよく説明してもらったうえで助けてくれる見込みがずっと高くなります。医師は，それまでにあまり見かけたことがなかったあなたの病気に，心から関心をもつことが多いでしょう。家庭医は，あなたの住む地域にいる，いろいろな専門家についてよく知っていて，誰がよいのか知っていると思います。
　病院での医療については，専門的な筋疾患の外来にかかることもあるでしょう。もしもそこが，筋強直性ジストロフィーの患者さんをかなり多く診ているのであれば，そこは間違いなく役に立つ接点となり，専門的な援助を受けられるでしょう。残念ながら，そのようなところはあまりなく，たぶん

筋強直性ジストロフィーの患者さんを皆は定期的には診ることができていないでしょうが，あなたの筋肉の状態を定期的に評価してもらい，新しい進歩がないか尋ねるには，最もよい場所です。

理想的には，スタッフを伴う，関心をもってくれる家庭医がいて，さらに専門的な筋疾患外来にときどき訪れる（1年に1回のこともあるでしょう）のが，しかるべき専門領域がどれであっても問題が扱えるので，最もよいでしょう。そのうえ，地域的，全国的な，活発な支援団体に連絡もとれば，病気によって起きてくる問題にはたいていは対応できる十分な体制ができたことになるでしょう。残念ながら，そのような理想的な医療が現実に受けられる人はわずかです。けれども，これを目指して運動していくべきです。ある地域でうまくいく体制があれば，医療サービスを立案する人々が，自分たちの地域が不十分であってはならないことを昔から納得しやすいのです。

最後に，筋強直性ジストロフィーの具体的な面の対応と治療では，できることがたくさんあります。たとえ回復ということがなくとも，患者さんとしてのあなたに多くのことができるはずです。ここで述べたことの一部は，特定の分野の専門家と全体的な連繋と，医療が必要です。自分の病気をよく知っていれば，あなた自身ができること，少なくとも始められることもたくさんあります。ありうる危険を避けていく理性ある心構えをもち，あなたよりも筋強直性ジストロフィーについてよく知らないであろう，あなたに必要な支援をする医療従事者にも根気強く，しかし耐えつつ協力していくこともできます。本章で示したことは，あなたをできるだけ良好な状態に維持していくのに役立つでしょう。そうすれば，筋強直性ジストロフィーに有効な治療法が見つかったときには，その利益を十分に引き出すことができるでしょう。

第11章 未来—筋強直性ジストロフィーの効果的な予防と治癒に向けて

> 🔒 **Key points**
> - 筋強直性ジストロフィーが悪化する速度を左右したり，遺伝子の変異をもっている人の発症を妨げたりする，証明された治療はありません。
> - 筋強直性ジストロフィーに関する進行中の研究は非常にたくさんあります。
> - 筋強直性ジストロフィーの責任遺伝子が明らかになっていますので，新たな研究の目標は有効な治療法をみつけることです。
> - ほかの病型の筋疾患についての研究も，筋強直性ジストロフィーで起きていることを理解するための重要な手掛かりとなります。

　これを書いている時点では，筋強直性ジストロフィーが全体として悪化する速度を遅くするような治療法や，遺伝子異常をもっている人の発症を予防するような治療法で，証明されたものはありません。

　本書の最後の章を始めるのにがっかりするような話に思うでしょう。しかし，この状況が変わってゆく理由と経緯を見ていく前には，最初に正直であるのが一番です。特異的な治療がなくても，特定の領域ではどれだけ多くの役立つことがあるかは，すでに示しました。けれども，こうしたことはすべて，病気の進行を変えられるような有効なことが見つかるまでの，本来は暫定的な手段です。私は，30年以上，筋強直性ジストロフィーにかかわってきましたが，これまでになく楽観しています。本章では，どうして，またどのような点で，進歩が実際的に役立つ可能性があるかを示したいと思います。

A 理解することと研究

　研究の現状は第8章で示しました。忘れやすいのは，1992年までは筋強直性ジストロフィーの基礎にある遺伝子変化の性質はまったくわかっていなかったことです。この遺伝子異常と，筋肉やほかの臓器の障害がどのように実際生じるのかということと関連付けることができ始めたのは，せいぜい最近の5年です（●訳注：原著第2版は2009年に発行された）。

こうしたことは，研究なくしてはわからなかったことです。研究の大部分は実験室の中で築かれていますが，患者さんと家族のような人々についての臨床研究も含まれます。大部分は，ときどきらちがあかず，イライラしますし，がっかりすることさえあります。しかし，有効な治療に最終的には結びつくだろうと願って，何がどう働き，また――どう悪くなるのか――を理解することが，ずっと目標でした。そのために科学者や臨床研究者は研究を続けています。1992年は，この経過での転換点といっても，たぶん間違いはないでしょう。遺伝子とその変異が見つかったら，筋強直性ジストロフィーで何が悪いのかの詳細が理解できるようになるまでは，時間と努力と忍耐の問題でしかないはずです。これが，治療に関する研究の出発点になるのは明らかです。

　研究によって知識を増やすこと以外に，筋強直性ジストロフィーの回復治療があらわれるでしょうか？　私は，絶対にないとはいいませんが，まずないであろうと思います。明らかな事実や証拠に基づかないで，新しい治療法と称する主張はほとんどが，幻だということが判明します。ほかの筋ジストロフィーではそうした根拠が乏しい主張がたくさんありましたが，どれも厳密な試験には持ちこたえられず，結果として大勢の患者さんと家族ががっかりしてきました。手間取るのがどんなにかイライラするように思われるかもしれませんが，近道はなさそうです。

　しかしながら，大切なことは，役に立つと判明してゆくものは，筋強直性ジストロフィー自体についての研究だけではないのです。ほかの筋肉の病気についての研究が，筋強直性ジストロフィーで起きていることを見抜く手がかりとなる可能性があります。正常な仕組みについての基礎的な「純理論的な」研究もたいへん重要なものです。たとえ研究者が筋強直性ジストロフィーのことは聞いたことがなかったとしても！　それで，研究に携わっている人々が身近に出会い，意見を交換するために集まることは大切なのです。どこから次の重要な進歩が生まれることになるのかはわからないのですから。

B　研究のどの進歩が治療に至る可能性が高いのか？

　この見方で，あれこれ思いを巡らしてみたいと思います。私が間違いだとわかることもあるだろうと思います。けれども，私の考えが思いつきでしか

ないことと，私が実験室の科学者ではなく，主として臨床の研究者であることがわかっているのであれば，私の考えをお知らせするのも，悪くはありません。

■ 遺伝子レベルでの治療

遺伝子の変化，「遺伝子変異」から考えましょう。これを直すことができるようになるでしょうか？　筋強直性ジストロフィーのほとんどの患者さんは，同じ遺伝子の変化，特定の遺伝子のある部分に「3文字ずつの反復」配列の延長があります。大雑把にいって，この延長が長いほど，病気が悪い傾向があります。どうにかしてこれを変えることができないでしょうか？

じつは，これは，自然にもたまには起きている可能性があるのです。病気のある親から明らかに異常な遺伝子を1つ受け継いでいるのに，まったく健康な人がいることが報告されています。これは延長した反復配列が正常範囲に短くなったからだと考えます。患者さんでこの変化を起こせないでしょうか？　遺伝子治療についての報道からは，変化した遺伝子を正常な遺伝子に置き換え，病気が進行するのを予防することが，もしかしたらできそうに思えるかもしれません。

残念ながら，私の考えでは，いくつかの理由から，これは可能性が高くないのです。まず，変化は，ごく初期の胚（胎児）で変化を起こさないと，まず体全体に及ぶ変異を直すことはできないでしょう。しかし，胎児期以後に，正常な遺伝子を——たとえば筋肉に——単に加えるだけでは，役には立たないでしょう。問題を起こしているのは，正常な遺伝子がないからではないということがわかっているからです。要するに，筋強直性ジストロフィーの患者さんはふつう誰もが，変化した遺伝子に加えて，正常な遺伝子も1つ，あらかじめもっているのです。それでも病気の進行は予防できていません。そのため，どのような形の「遺伝子治療」もあまり役立つことはなさそうに思うのです。

■ RNAを変化させること

この第二の方法は，おそらく最も胸がわくわくするもので，まったく新しい治療法をもたらす可能性があります。第8章で述べたことを忘れている人のために，RNAとは何かというと，遺伝子そのもの（DNAから成ります）と蛋白（実際に体の機能を動かします）との間にある化学物質です。第8章で

見たように，筋強直性ジストロフィーで延長した反復配列がもたらす結果の1つは，細胞の核の中にあるRNA分子に結合して，RNA分子の合成に影響するように見えます．筋肉や心臓，そのほかの臓器の機能に必要な重要な蛋白を作る，いろいろな種類のRNAが障害される可能性があります．この変化を止める方法が工夫できれば，いろいろな種類のRNAは核の外に出ていって，さまざまな蛋白を正常に合成することができる可能性があります．

　この取り組みはまったく新しいので，治療に早い進歩をもたらすだろうと期待するのは賢明でないのですが，研究がなされるべき領域であり，病態を理解することが，どんなに大切かというよい例です．もう，延長した反復配列が導入された動物モデルは研究していますので，RNAが出ていけなくなる変化と，どうそれを修正できるかについては研究できるのです．まず患者さんで検討する前に，こうした動物での研究の成果を待たないといけないでしょう．

■蛋白レベルでの治療

　これまで述べたように，筋強直性ジストロフィーでは，一部の遺伝疾患とは異なり，ある1つの蛋白が不足している結果というわけではありません．不足していれば，何らかの方法で補うこともできるのですが．しかしながら，いくつかの異なる蛋白が関係していそうなことがわかりつつありますので（たぶん，それぞれの蛋白に対するRNAが障害され，蛋白が適切には合成されなくなるからでしょう），この病気のどの特定の側面にも――筋肉，心臓，眼，その他――，どの特定の蛋白が関係しているのかを解明すること，そして，その特定の蛋白がよりよく機能するにはどうしたらよいのかに重点を置くことが可能になるでしょう．関係しそうな蛋白の一部については，かなりの知識をすでにもっていますので，RNAを修正しようとするよりも，このほうが実現しやすいだろうということになりそうです．こうした手法に基づく臨床試験がこれから5年かそこらで実現したとしても，驚きはしないでしょう．

■動物の研究

　誰も，できれば動物実験はしなくて済めばよいと思うでしょう．しかし，研究の多くの方向で，最も重要な研究のいくつかも含めて，動物を使うことは必要不可欠であることには認めざるをえないのです．これは，とりわけ「ト

ランスジェニック（遺伝子導入）」動物モデルに当てはまります。このトランスジェニック動物モデルは，人間の疾患，たとえば筋強直性ジストロフィーですが，その遺伝子変化を動物に（ふつうマウスに）導入し，その効果を研究することができるのです。これは，人間の志願者がいたとしても，倫理的にも，安全性のうえでも，このような実験はできません。筋強直性ジストロフィーを理解するのに，最も有望な最近の進歩の一部は，この方法から得られてきました。次の段階で，治療に新しい薬物を評価することになったとき，このような動物モデルは，その薬物が効くのか，また有害な作用があるのかどうか，という2点で重要性があります。

　それでも，遺伝子の研究はたくさんの動物実験は避けるようにしてきています。私たちの遺伝子の構成はすべての生物で似ているので，筋強直性ジストロフィーに関連した基礎的な研究の多くは，哺乳類よりも，酵母や細菌といった単純な生物で行うことができてきました。また，細胞培養でも，人間の細胞を人体の外に出して研究することができます。けれども，もし筋強直性ジストロフィーを理解し，その有効な治療を見つけるつもりならば，動物実験はもうしないで済むのだと結論することは間違いでしょう。動物実験はしないわけにはいかないでしょう。複雑な遺伝疾患の治療向上と理解を望むすべての人にわかってもらう必要があります。

■ 新たな治療の試験

　これは，よく考えなければならない次の段階です。筋強直性ジストロフィーでうまくいかない，さまざまな段階について，理にかなった証拠があり，動物実験や基礎的な細胞の変化で効果を示すようにみえる薬物を明らかにできたらすぐに，どうしたら筋強直性ジストロフィーの患者さんにそれを試験的に使ってみられるでしょうか？

　これはたいへん重要なことなのですが，医学での新しい治療すべてに同様ですが，有効であると認められるまでに経なければならない，十分に承知された手続きがあるのです。それは，時間がかかり，お金もかかり，また最終的にはがっかりさせられることも多いのですが，代わりに，やみくもに新しいことを試してみるだけでは，何年にもわたって，もっと不十分であり，初めは熱狂させても，不確かで，混乱を招き，患者さんに危険であることにもなるのです。

　表11.1にそうした試験での要点をいくつかまとめました。そうした複雑な

表 11.1　新しい治療のための臨床試験　重要な段階のいくつか

> 基礎的な研究からの証拠—理由が十分か？
> 安全性—動物か人間かから安全であることがわかっているか？
> 目的とする効果—測定が可能か？
> 必要な患者数—1 つの医療機関で済むのか，多数必要か？
> 比較する「対照」群
> 結果の分析—意味のある有用性があるのをどうやってわかるのか？

　手続きが必要なことは知らないでもよいのかもしれませんが，新しいことがすぐに可能にならないのはなぜなのかを理解していただくにはよいでしょう。第一点は，もっともな証拠がなければ，十分な詳しい評価を始めることさえもできないということです。「勘」だけで，また，ある一人の患者さんでよかったというだけで，臨床試験を行ってもらいたいというのは無責任です。正しい臨床試験は何千万円もかかり，本当の証拠に裏打ちされていないものを評価することは，もっと確実な基礎があるものに資金を使えなくしてしまうことを意味することがあります。

　安全性もいうまでもなく必須です。医師への古くからの格言で「まず害することなかれ」というのは昔と同様に今でも大切です。もちろん，試すものがすでにほかの病気で使われている薬であり，安全であるのがわかっているかもしれません。しかし，もしも完全に新しいものならば，はじめは動物で，そして患者さんで厳密なチェックが必要になります。

　試験という段階まで達したら，目的は何であるのかと，効果をどう測定するのかを慎重に考えないといけません。目的が筋力低下をよくすることであれば，ミオトニア（筋強直）の評価はあまり意味がありません。また筋強直性ジストロフィーのような変化がゆっくりした病気では，本当に変化がないかみようとしたら，長期間が必要になります。特に，ありそうな効果が筋力低下をよくするのではなく，悪化するのを止めることであるならば。参加する患者数にも影響します。効果が劇的（そうはなさそうなこと）でない限り，あなたが考えるよりもおそらくもっと多くの患者さんが必要なことが少なくありません。統計学者の協力が不可欠であり，十分な患者数を集めるのには，次第に多数の施設での臨床試験が必要になってきています。

　統計学者の協力は，いつはっきりした結果が得られるのかを知るのにも必要です。できれば結果は有用であるのが望ましいのですが，もしも患者さんを悪くしているのであれば，いつ中止すべきかがわかることが重要になりま

す。

　ほとんどすべての臨床試験は，何か比較すべきもの，もしくは治療を受けていない「対照」群が必要になります。これは，試験に参加しているだけで患者さんはよくなっていると思ったり，よりよい全般的な医学的対応が得られやすくなったりするからです。これを回避する唯一の方法が，試験で1つの団体は，偽の「プラセボ」治療を受けているようにし，また（割り付けが開示されるまでは）患者も医師もどちらの団体かを知らないようにすることなのです。

　ここで臨床試験について記したことは，目的になっているのは，特に筋力低下の進行のような状態に対する全体的な効果の検討であるのを想定してきました。しかし特定の症状に関係する，より限定された目的に対しても試験は同じように価値があり，それはいくつか現在行われています。日中の過眠や腹部症状がその例ですが，こうした症状を抑えられれば，たとえ治療が病気全体には影響しなくとも，現実に助かります。臨床試験の枠組みは，こうした症状の検討にも，より根本的な回復治療の評価と同様に，当てはめることができますしそうすべきです。

C 今，臨床試験を準備すること

　これまで述べたことから，試してみるために，薬であれほかの方法であれ，見込みのある手段を生み出そうというときにさえも，評価する経過は複雑で時間がかかることがおわかりいただけたと思います。臨床試験は一晩にして始められるものではありません。それで，基盤が適切にできていることがきわめて大切です。これは基本的にどういうことかというと，何年にもわたり詳細な評価ができ，また，誰もが同じように行えるように，ほかのクリニック（外国のことも多いのですが）とも連繋している，付属のスタッフがいて時間もある，研究本位のクリニック（臨床医の外来）があることです。そうすることで，何か期待できるものがついに手に入るようになったときには，よりどころとなる，しかるべき基盤があることになります。

　悲しいことですが，少なくともイギリスでは，試すべき特定の物質が得られる前の段階で，資金提供できる組織に，興味をもったり，支援をしてもらうようにすることはたいへん難しいことでした。これまでも非公式の協力網はありましたが，それがうまく働くのは，既存の医療を提供するのに必要な

レベル以上に，多くの外来が適切に資金提供を受け，連繋していることが条件です。こうしたことを実現できそうなのは，ほかの型の筋ジストロフィーの支援団体と一緒に，国際的にも活動している支援団体からの強力な働きかけのみです。アメリカではイギリスよりも進んでいます。

　翻って，筋強直性ジストロフィーの分野での研究で，最も元気づけられる面には，この病気に対して研究している人々全員の緊密な協力と仲間意識があります。それは，遺伝子の根拠を明らかにする長期間の研究にあらわれてきましたが，同じように臨床試験を準備するのにもまた，はっきりみられています。筋強直性ジストロフィーについて研究している科学者が興味をもつ程度と範囲は，遺伝子の欠陥がわかる前には少なかったのですが，はるかに増大しています。実験室の科学者と臨床の科学者との連繋はおそらく今までになく密になっています。連絡・連繋は国際的なので，世界のどこかで生じた進歩は，すぐにほかの国でも効果があるでしょう。実際，遺伝子検査に遺伝子変化を使用することは，すぐに世界中で制約や使用料なく行えるようになりました。

　主眼が有効な治療法を見つけることにあるのだから，関係したさまざまな組織からの財政支援と共通した奨励があったら，筋強直性ジストロフィーについて研究している科学者と臨床医とが着実に前進し続け，この病気の経過に本当に効果がある薬が見つかるでしょう。

第12章　結び

　本書の結びに至りましたが，もっと内容を増やそうと思えばできましたし，書いた内容は必ずしもわかりやすく書かれているわけではない部分が多いのも承知しています。人々が求めているものは，私も誰も現時点では確約できない——ごく近い将来に有効な治療ができるという見込みであるのもわかっています。

　そうであっても，少なくとも一部の読者には，この小さな本が，自分自身の病気について，はっきりした理解ができ，また自ら努力し，主治医にも協力できるように実際的な提案も若干できたのではないかと思います。現実的な見方と楽観的な見方を同時にしようと試みました。未来の進歩に——私の考えでは，今までにはなく——大いに期待をかけていますが，現在，とりうる役立つ方策はたくさんあるのです。ここで示した実際的なことがらは，世界のどこに住んでいようと，大部分は当てはまるでしょう。医療が十分に提供されていない場所に住んでいても，筋強直性ジストロフィーの患者さんと家族への医療・看護の基準が，もっと恵まれた国にいる人々が得られる基準まで順々に向上してゆくのに役立つだろうと思います。

　未来は，研究している科学者，臨床医，その他の専門職の手の中だけにあるのではなく，患者さん自身，支援団体，国際的な団体というあなた方自身の手の中にもあるのです。緊密に働きかけ合うことで，間違いなく進歩は速くなるでしょう。すでに，私が本書の初版で書いてから，重要な進展がみられています。

　最後に，本書を書くことが，筋強直性ジストロフィーの患者さんとご家族とともに40年以上の期間やってこられたことは，たいへん光栄なことであったといえるきっかけとなりました。今までいろいろな場面に役立つことがほとんどできていなかったと思いますが，特に私が診療から引退しているので，本書で皆様への感謝の思いを形に残すことができるよい機会になりました。

付録1 支援団体と組織

■ヨーロッパ（一般）

・European Alliance of Muscular Dystrophy Associations（EAMDA）筋ジストロフィー協会ヨーロッパ連合
URL　http://www.eamda.eu　E-mail：eamda@hotmail.com

・European Neuromuscular Center（ENMC）ヨーロッパ神経筋センター
URL　http://www.enmc.org
　筋強直性ジストロフィーを含む神経筋疾患について，一連の貴重なワークショップを主催している。

■フランス

・Association Française contre les Myopathies（AFM）フランス筋ジストロフィー協会
URL　http://www.afm-telethon.com
フランスやフランス語を話す国に住んでいる人に重要。

■イギリス

・Myotonic Dystrophy Support Group 筋強直性ジストロフィー支援グループ（イギリス）
　筋強直性ジストロフィーの患者と家族への支援団体，多くの実際的な知識と支援を提供できる。

・Muscular Dystrophy UK 筋ジストロフィー協会（イギリス）
URL　http://www.musculardystrophyuk.org　E-mail：info@musculardystrophyuk.org

■アメリカ

・Muscular Dystrophy Association of America（MDA）アメリカ筋ジストロフィー協会

URL　http://www.mdausa.org/

・Myotonic Dystrophy Foundation 筋強直性ジストロフィー財団
URL　http://www.myotonic.com

・国際筋強直性ジストロフィー機構
URL　http://www.myotonicdystrophy.org
（●訳注：2015年11月現在，このサイトは見いだせない）

●訳者による追加：日本では下記のようなウェブサイトが有用と考えられます
・筋強直性ジストロフィー情報集（DM-info）
URL　https://www.facebook.com/myotonica
患者と家族により継続されている情報集のサイト。

患者団体には
・一般社団法人　日本筋ジストロフィー協会
URL　http://www.jmda.or.jp/
各都道府県に支部あり
・一般社団法人　東京進行性筋萎縮症協会（とうきんきょう）
URL　http://to-kin-kyo.org/
・筋強直性ジストロフィー患者会（DM-family）
2016年設立予定
などがある。

・筋強直性ジストロフィー治験推進のための臨床基盤整備の研究班
URL　http://plaza.umin.ac.jp/~DM-CTG/index.html

・神経・筋疾患者登録センター（Remudy）患者情報登録部門
URL　http://www.remudy.jp/myotonic/index.html

付録2　筋強直性ジストロフィーにおける麻酔での問題

第 99 回 ENMC ワークショップ　2001 年 10 月 11 日に基づく
Drs. Mark T. Rogers, Paul Clyburn（ウェールズ大学病院, カーディフ）のご厚意により再掲

　麻酔は筋強直性ジストロフィーの患者では重大な危険性がある。合併症は予想でき，慎重に術前評価し，ある種の薬剤を避け，術後の対応を十分にすることで避けられるものが多い。

■麻酔で考えるべきこと
① 　ミオトニア（筋強直）
② 　顎関節脱臼
③ 　心不整脈，心不全（心筋症）
④ 　低血圧
⑤ 　呼吸抑制
⑥ 　傾眠，中枢性と閉塞性の無呼吸
⑦ 　嚥下障害
⑧ 　噴門部括約筋障害
⑨ 　糖尿病

■どの患者群が危険性が高いか？
・症状はあるが，診断されていなかった患者（予想外ということになる）
・中等症，重症例
・妊娠中の患者

■危険性を減らすためにほかの方法を考慮すること
・局所麻酔
・局部麻酔　脊椎麻酔，硬膜外麻酔，神経ブロック，経静脈局部麻酔
・腹腔鏡

付録2　筋強直性ジストロフィーにおける麻酔での問題

■ 麻酔の原則：術前
・十分な術前の評価と精査
・鎮静的な前投薬は避ける

■ 麻酔の原則：術中
・吸入麻酔薬は最小限にして，術後のふるえを防ぐ
・保温パッド，温かい輸液
・カリウムを含んだ輸液を避ける
・脱分極性筋弛緩薬を避ける
・短時間作用型の非脱分極性筋弛緩薬（アトラクリウム，ベクロニウム）を用いる（●訳注：アトラクリウムは日本にはない。日本で使用できる筋弛緩薬には，パンクロニウム，ベクロニウム，ロクロニウムがある）
・（ネオスチグミンとときどき逆に作用する脱分極性筋弛緩は避ける—症例報告あり）
・気道確保し，誤嚥の危険を最小にする，特に妊娠している患者で

■ 麻酔の原則：鎮痛と術後
・鎮痛
・麻薬は避けるか，使用は最小限に（患者の自己投与はうまくいった報告例あり）（先天的に罹患した新生児への効果の危険性を忘れないこと）
・術中の局所麻酔
・硬膜外や局部麻酔（術後も含めて）
・経皮的末梢神経電気刺激
・術後の初期回復室での自動的な処置/機械的な胸部理学療法（カフレータ，パーカッションやバイブレーション）（●訳注：排痰補助機器は多数あります。カフレータ〈MI/E〉：カフアシスト®，カフアシスト E-70®など，パーカッション〈肺内パーカッション換気療法；IPV〉：人工呼吸器 IPV®，バイブレーション：スマートベスト®）

■ 合併症の可能性を考えておく
・誤嚥（ラニチジン＝制酸剤，挿管中に輪状軟骨圧迫）
　　（●訳者による追加：無気肺も高頻度）
・産後の出血

■ 麻酔のプロトコールの提案

Bennun M, Goldstein B, Finkelstein Y, et al.(2000) Continuous propofol anaesthesia for patients with myotonic dystrophy. Br. J. Anaesth. 85：407-409（筋強直性ジストロフィー患者への持続プロポフォール麻酔）に基づく

■ 術前

- 検査
- 血算
- 生化学検査
- エコー
- 心電図
- 呼吸機能
- 術前内服の中止
- 麻酔室で，仰臥位の肺活量と一回換気量
- 気道確保のための挿管

■ 術中モニタリング

- 心電図
- 非観血的動脈圧
- パルスオキシメトリ　SpO_2
- カプノグラフ　$ETCO_2$
- 神経刺激装置　4連刺激
- 直腸温

■ 導入

- フェンタニル　0.05 mg
- プロポフォール　2.5 mg/kg
- アトラクリウム®　0.5 mg/kg（●訳注：p95「麻酔の原則：術中」の訳注参照）

■ 維持

- 亜酸化窒素　70%
- プロポフォール　6 mg/kg/hr
- フェンタニル　一回静注（●訳注：鎮痛にレミフェンタニルなどが用いられる

が，持続注入のことが多い）
・アトラクリウム® 漸次追加 0.2 mg/kg（●訳注：上記「フェンタニル」の訳注のとおり）
・血圧の 20% 以上の低下　5 mg エフェドリン

■ 覚醒

・麻酔から覚醒の評価では，開眼，頭部挙上，握手によるが，これらは疾患のために弱いことに注意。
・短時間作用の非脱分極筋弛緩薬を用いて，コリンエステラーゼ阻害薬を使わずに済ませるべきである（●訳注：ベクロニウムやロクロニウムを使用したときの筋弛緩の回復には，筋強直性ジストロフィーでもスガマデクズが使用できる）。

■ 術後

・リカバリールーム（回復室）
・機械的な胸部理学療法（●訳注：無気肺の予防と対策が重要。非侵襲的陽圧換気や排痰補助機器なども用いる）
・鎮静薬（睡眠薬や麻薬）は避ける
・積極的に感染を見越して，治療する
・酸素飽和度をモニターする

　●訳注：安静をなるべく避けることが必要である。抜管困難はたいてい無気肺による。気管切開を受けてしまうと嚥下や発声が困難になって，臥床状態になってしまうことが多い。

付録3　筋強直性ジストロフィーのケア・カード

（折りたたみ式。Scottish Muscle Network のウェブサイトから 2015 年 11 月時点で提供しているものを翻訳した。）

筋強直性ジストロフィー　どう健康にはね返るか

心配事があります。不整脈は一度ペースメーカーを要することがあります。症状がない大人でも心臓に問題が生じることがあります。手術の前に、外科医と麻酔医が確かめることが大切です。定期的な心電図の検査と、早期に発見すること、早期に対処することが動ります。

麻酔と手術：麻酔薬による回復に問題が生じることがあります。手術後の回復には専門病院でする必要があります。外科医・麻酔科医がどうかを確かめてください。小さな処置で使用する鎮静薬でも問題が起こることがあります。麻酔や緊急時に行われる小さな処置のためにも、このことを記した紙やカードを持っていてください。麻酔でのガイドラインはインターネットにもあります。

胸部・呼吸の問題：胸部の感染症に入りやすく、肺に詰まることがあります。横隔膜のような呼吸の筋力低下や、食べ物でのどが詰まることもあります。夜に呼吸が不十分になり、頻呼吸や睡眠中に睡眠時無呼吸、いびき、日覚めの頭痛、昼間の過眠などが生じることがあります。よく眠れない、ときどきは重大な問題になります。昼間の睡眠は年齢とともに増加し、夜の睡眠が不十分になります。

筋力低下：ときどきは程度は軽いこともありますが、強いこともあります。話しにくくなったり、歩行は初めはよくても、数年後には下手になりにくいことがあります。たとえば、物を飲み込むとき窒息しやすくなります。

ミオトニア（筋強直）：筋が収縮したあと弛緩しにくいことです。

ほかの問題：家族が知らせる習慣あり聞いてください。問題があるのは、運転中テレビを見たりするのに問題になります。時間がかかるのに困ったりするのに眼科医を受診してください。

性格変化：家族と離しにくいことがあります。家族、友人、学校や仕事との関係で問題になります。

消化器の問題：消化器全体の筋は障害されているので、飲み込みの問題（のどの誤嚥の原因になります）、便秘や下痢で下着を汚したり、時には大腸が拡張することもあります。出産では、脂肪の多い食事のあとも必要です。コーディメイン入りの薬の内服に注意することもあります。外科手術にはいくつか注意が必要で、初めに発症した十代の頃でも、筋強直を生じる唯一の症状のみかもしれません。

眼の問題：白内障は、まとはやがて多くみて生じますが、家族の中で最も早く生じることもあります。眼瞼が下がることもあり、時に手術が必要となる人もいます。

小児期症状：視力は定期的に調べ、問題があるか眼科医を受診してください。（舌打ち）もたらす、脳の障害は重大な問題であることあります。

心児で発症した場合、乳児期には特別な問題ではありませんが、重症になると学校に行きます。思春期を過ぎると、発育が重症は先天時に筋強直性ジストロフィーがあることを見ます。筋障害がより重いことが子どもです。親も見ていれば助ける医者の驚くことも多いので、重症な子どもでは危険性は高いですが、言葉や教育、行動などの問題が起こります。男女ともに遺伝することがあります。

遺伝性：家族に発症した親があると、父親は子供があることも多くあります。遺伝子診断を考えている人への際し、遺伝相談が必要です。親族一人も可能な患者にも、妊娠早期診断は可能になる可能性があり両親の一人が筋強直性ジストロフィーになる可能性がある健康な人にも、筋強直性ジストロフィーはこうしてすべての問題が進行することは、きわめてまれです。

注：一人の患者さんで、こうしてすべての問題が進行することは、きわめてまれです。

臨床専門科医への注意

このかたは筋強直性ジストロフィーがあり当該年齢より若年です。

A. 一般の麻酔薬の使用により心停止などを含むこと
B. 麻酔や鎮痛薬に反応しやすい
C. 筋力低下で筋疲労しやすいこと
D. 眼瞼下垂
E. 不整脈
F. 心臓のリズムの調節に関わる神経の異常が起こることがある

重症な疾患を引き起こす可能性があります。

MYOTONIC DYSTROPHY
CARE CARD

個人情報
氏　名：
生年月日：
住　所：
電話番号：

緊急時の連絡先
氏　名：
住　所：
電話番号：

付録3　筋強直性ジストロフィーのケア・カード

ほかの専門家で、あなた（もしくは、あなたのお子さん）に何かしてあげられる可能性があるのは、麻酔科医、循環器内科医、産科医、眼科医、小児科医、神経科医、一般内科医、呼吸器内科医、ケースワーカー、外科医、言語療法士などがいます。

＊

筋強直性ジストロフィーの診断は、DNA診断で確定したほうがよいです。

遺伝している可能性がある健康な成人は、DNA診断の前に遺伝相談を受けることが望ましいです。

健康なお子で、遺伝している可能性があるときは、診断が行える条件は、成人していて、保険、就職、子どもをもつことの結果を考えることができることが望ましいです。

母親が患者で、生まれてくる子供が遺伝している可能性があるなら、新生児集中治療室がある専門病院で出産するのが望ましいです。

成人の患者さんは心電図と血糖・尿糖を毎年検査し、2年に一度は視力測定をしてください。

麻酔科医は、筋強直性ジストロフィーの患者、もしくは罹患していないようにみえるその血縁者に麻酔をかける前に、助言・勧告を得るのが望ましい。麻酔のガイドラインはインターネットで得られます。
http://www.smn.scot.nhs.uk/myotonicdystrophy.html

文献

A　さらに読みたい人に

■全般

Emery, A, E. H.(2008) *Muscular dystrophy. The facts*, 3rd edn. Oxford University Press, Oxford.

　この本と同じシリーズにある，わかりやすく書かれた本です。重症のデュシェンヌ型筋ジストロフィーをおもに取り扱っていますが，筋肉の病気一般について大切なことも書かれています。筋ジストロフィーの組織のリストも詳しく，筋強直性ジストロフィーのためのサポートグループがない国々では役に立つこともあるでしょう（●訳注：初版は邦訳されている）。

Harper, P. S.(2001) *Myotonic dystrophy*, 3rd edn（筋強直性ジストロフィー）Saunders, London.

　専門家相手に書きましたが，役に立つと言ってくれた患者さんもいました。値段が高いので，あなたの主治医か医療機関かに買ってもらうのがよいでしょう。

Harper, P. S. van Engelen, B., Eynard, B., *et al.*(ed.)（2004）*Myotonic dystrophy：present management, future therapy*. Oxford University Press, Oxford.

Harpin, P.(2000) *Muscular dystrophy. Adaptation Manual*（筋ジストロフィー 適応マニュアル）Muscular Dystrophy Campaign, London, 2000

　さまざまな補助用具や適応方法が詳しく書かれていて，多くが筋強直性ジストロフィーの患者さん，特に筋力が弱くなった患者さんには非常に役に立ちます。CDでも入手可能です。

厚生省精神・神経疾患研究委託費，筋ジストロフィー患者のQOLの向上に関する総合研究班，岩下　宏（班長），川井　充（責任編集）：筋強直性ジストロフィーの治療とケア．医学書院，東京，2000

日本語で書かれ，補助用具やリハビリテーションの章もあり，日本にいる患者さんとその担当医の役に立つでしょう（●訳注：その後に，医療従事者向けであるが，「神経内科」（科学評論社）という月刊誌2004年4月号に，筋強直性ジストロフィーの特集が組まれた。2008年に筋強直性ジストロフィーにおける診療・治療マニュアル/厚生労働省精神・神経疾患研究委託費筋ジストロフィー治療のエビデンス構築に関する臨床研究班編　54pも作られた）。

Jennekens, F., De Die-Smulders, C., Busch, H., and Höeler C. J., (2001) *Myotone dystrofie*. Elsevier, Amsterdam.

オランダ語で書かれた，患者さんと家族のための本で，オランダとその近辺に住んでいる人には貴重なものでしょう。

Karpati, G., Griggs, R. C., and Hilton-Jones, D. (ed.) (2001) *Disorders of voluntary muscle*, 7th edn. Cambridge University Press, Cambridge. 2010年に第8版

■ 昔の記載

Batten, F. E., and Gibb, H. P. (1909) Myotonia atrophica. *Brain* **32**：187-205.

Steinert, H (1909) Myopathologische Beiträge 1. über das klinische und anatomische Bild des Muskelschwunds der Myotoniker. *Dtsch. Z. Nervenheilkd* **37**：58-104.

Vanier, T. M. (1960) Dystrophia myotonica in childhood. *B. M. J* **2**：1284-1288.

■ 平滑筋（消化管）

Brunner, H. G., Hamel, B. G. C., Rieu, P., *et al.* (1992) Intestinal pseudo-obstruction in myotonic dystrophy. *J. Med. Genet* **29**：791-793.

Goldberg, H. I., and Sheft, D. J. (1972) Esophageal and colon changes in myotonia dystrophica. *Gastroenterology* **63**：134-139.

Ronnblom, A., Forsberg, H., Danielsson, A (1996) Gastrointestinal symptoms in myotonic dystrophy. *Scand. J. Gastroenterol.* **31**：654-657.

■ 心臓，肺，麻酔での問題

Aldridge, L. M. (1985) Anaesthetic problems in myotonic dystrophy——A case report and review of the Aberdeen experience comprising 48 general anaesthetics in a further 16 patients. *Br. J. Anaesth.* **57**：1119-1130.

Bassez, G., Lazarus, A., Desguerre, I., et al.(2004) Severe cardiac arrhythmias in young patients with myotonic dystrophy type 1. *Neurology* **63**, 1939-1941.

Gilmartin, J. J., Cooper, B. G., Griffiths, C. J., et al.(1991) Breathing during sleep in patients with myotonic dystrophy and non-myotonic respiratory muscle weakness. *Q. J. Med.* **78**:21-31.

Groh, W. J., Groh, M. R., Saha, C., et al.(2008) Electrocardiographic abnormalities and sudden death in myotonic dystrophy type 1. *N. Engl. J. Med.* **358**:2688-2697.

Lazarus, A., Varin, J., Ounnoughene Z., et al.(1999): Relationships among electrophysiological findings and clinical status, heart function, and extent of DNA mutation in myotonic dystrophy. *Circulation* **99**:1041-1046.

Mathieu, J., Allard, P, Gobeil, G, et al.(1997) Anoesthetic and surgical complications in 219 cases of myotonic dystrophy. *Neurology* **49**:1646-1650.

Phillips, M. F. and Harper, P. S.(1997) Cardiac disease in myotonic dystrophy. *Cardiovasc Res* **33**:13-22.

■ 過眠と関連した問題

Phillips, M. F., Steer, H. M., Soldan, J. R., et al.(1999) Daytime somnolence in myotonic dystrophy. *J. Neurol.* **246**:275-282.

Rubinsztein, J. S., Rubinsztein, D. C., Goodburn, S., et al.(1998) Apathy and hypersomnia are common features of myotonic dystrophy. *J. Neurol. Neurosurg Psychiat.* **64**:510-515.

Talbot, K., Stradling, J., Crosby, J., et al.(2003) Reduction in excess daytime sleepiness by modafinil in patients with myotonic dystrophy. *Neuromusc. Disord.* **13**:357-64.

Wintzen, A. R., Lammers, G. J., and van Dijk, J. G.(2007) Does modafinil enhance activity of patients with myotonic dystrophy?: a double-blind placebo-controlled crossover study. *J. Neurol.* **254**:26-28.

■ 内分泌

Morrone, A., Pegoraro, E., Angelini, C., et al.(1997) RNA metabolism in myotonic dystrophy: patient muscle shows decreased insulin receptor RNA and protein consistent with abnormal insulin resistance. *J. Clin. Invest* **99**:1691-

1698.

Vazquez, J. A., Pinies, J. A., Martul P, et al.(1990) Hypothalamic-pituitary testicular function in 70 patients with myotonic dystrophy. *J. Endocrinol Invest* **13**： 375-379.

Verpoest, W., de Rademaeker, M., Sermon, K., et al.(2008) Real and expected delivery rates of patients with myotonic dystrophy undergoing intracytoplasmic sperm injection and preimplantation genetic diagnosis. *Hum. Reprod.* **23**： 1654-1660.

■ 小児の筋強直性ジストロフィー

De Die-Smulders, C.(2000) Long-term clinical and genetic studies in myotonic dystrophy. Thesis, University Pers Maestricht.

Hageman, A. T., Gabreels, F. J., Liem, K. D., et al.(1993) Congenital myotonic dystrophy；a report on thirteen cases and a review of the literature. *J. Neurol. Sci.* **115**： 95-101.

Sjogreen, L., Engvall, M., Ekstrom, A. B., et al.(2007) Orofacial dysfunction in children and adolescents with myotonic dystrophy. *Dev. Med. Child Neurol.* **49**： 18-22.

■ 筋強直性ジストロフィー２型

Day, J. W., Roelofs, R., Leroy, B., et al.(1999) Clinical and genetic characteristics of a five-generation family with a novel form of myotonic dystrophy（DM2）. *Neuromusc. Disord.* **9**： 19-27.

Day, J. W., Ricker, K., Jacobsen, J. F., et al.(2003) Myotonic dystrophy type 2： molecular, diagnostic and clinical spectrum. *Neurology* **60**： 657-664.

Liquori, C., Ricker, K., Moseley, M. L., et al.(2001) Myotonic dystrophy type 2 caused by a CCTG expansion in intron 1 of ZNF9. *Science* **293**： 864-867.

Liquori, C., Ikeda, Y., Weatherspoon, M., et al.(2003) Myotonic dystrophy type 2： human founder haplotype and evolutionary conservation of the repeat tract. *Am. J. Hum. Genet.* **73**： 849-62.

Ricker, K., Koch, M. C., Lehmann-Horn, F., et al.(1994) Proximal myotonic myopathy；a new dominant disorder with myotonia, muscle weakness and cataracts. *Neurology* **44**： 1448-1452.

Udd, B., Meola, G., Krahe, R., *et al.*(2006) 140th ENMC International Workshop：Myotonic dystrophy BM2/PROMM and other myotonic dystrophies with guidelines on management. *Neuromusc. Disord.* **16**：403-413.

■ 遺伝的な問題

Fokstuen, S., Myring, J., Evans, C., *et al.*(2001) Presymptomatic testing in myotonic dystrophy：genetic counselling approaches. *J. Med. Genet.* **38**：846-850.

Harper, P. S., Harkey HG, Reardon W *et al.*(1992) Anticipation in myotonic dystrophy：new light on an old problem. *Am. J. Hum. Genet* **51**：10-16.

Harper, P. S.,(2004)*Practical genetic counselling.* Butterworth-Heinemann, Oxford. この本の第1部は　遺伝相談などの全般をカバーしています。

Höweler, C. J., Busch HF, Geraedts, J. P., *et al.*(1989) Anticipation in myotonic dystrophy：fact or fiction? *Brain* **112**：779-797.

Kakourou, G., Dhanjal, S., Mamas, T, *et al.*(2008) Preimplantation genetic diagnosis for myotonic dystrophy type 1 in the UK. *Neuromusc. Disord.* **18**：131-136.

Martorell, L., Cobo, A. M., Baiget, M., *et al.*(2007) Prenatal diagnosis in myotonic dystrophy type 1. Thirteen years of experience：implications for reproductive counselling in DM1 families. *Prenat. Diagn.* **27**：68-72.

Mathieu, J., De Braekeleer M., Prévost, C.(1990) Genealogical reconstruction of myotonic dystrophy in the Saguenay-Lac-Saint-Jean area（Quebec, Canada）. *Neurology* **40**：839-842.

Salehi, L. B., Bonifazi, E., Stasio, E. D., *et al.*(2007) Risk prediction for clinical phenotype in myotonic dystrophy type 1：data from 2,650 patients. *Genet. Test.* **11**：84-90.

■ 社会的側面

Gagnon, C., Mathieu, J., and Noreau, L.(2007) Life habits in myotonic dystrophy type 1. *J. Rehabil. Med.* **39**：560-566.

Gagnon, C., Mathieu, J., Jean, S., *et al.*(2008) Predictors of disrupted social participation in myotonic dystrophy type 1. *Arch. Phys. Med. Rehabil.* **89**：1246-1255.

Mathieu, J., De Braekeleer, M., Prévost, C., *et al.*(1992) Myotonic dystrophy：clinical assessment of muscular disability in an isolated population with presumed homogeneous mutation. *Neurology* **42**：203-208.

Prévost, C., Veillette, S., and Perron, M.(2004) Psychosocial impact of predictive testing for myotonic dystrophy type 1. *Am. J. Med. Genet.* **126**：68-77.

■ 基礎研究

Brook, J. D., McCurrach, M. E., Harley, H, G., *et al.*(1992) Molecular basis of myotonic dystrophy：expansion of a trinucleotide (CTG) repeat at the 3' end of a transcript encoding a protein kinase family member. *Cell* **68**：799-808.

Cho, D. H. and Tapscott, S. J.(2007) Myotonic dystrophy：emerging mechanisms for DMI and DM2. *Biochim, Biophys. Acta.* **1772**：195-204.

Day, J. W. and Ranum, LP.(2005) Genetics and molecular pathologies of the myotonic dystrophies. *Curr. Neurol. Neurosci.* Rep. **5**, 55.

Day, J. W. and Ranum, L. P.(2005) RNA pathogenesis of the myotonic dystrophies. *Neuromusc. Disord.* **15**：5-16.

Mankodi, A., Logigian, E., Callahan, L., *et al.*(2000) Myotonic dystrophy in transgenic mice expressing an expanded CUG repeat. *Science* **289**：1769-1773.

Orengo, J. P., Chambon, P., Metzger, D., *et al.*(2008) Expanded CTG repeats within the DMPK 3' UTR causes severe skeletal muscle wasting in an inducible mouse model for myotonic dystrophy. *Proc. Natl. Acad. Sci.* USA **105**：2646-2651.

Osborne, R. J. and Thornton, C. A.(2006) RNA-dominant diseases. *Hum. Mol. Genet.* **15**：162-169.

(●訳注：原著の参考文献を掲載したが，Medlineなどに基づき訂正などを付加した)

索　引

和　文

あ
- 赤ちゃん ………………………………… 29
- 顎 ………………………………………… 23
  - ──の力 ……………………………… 33
- 悪化 ……………………………………… 16
- アデニン ………………………………… 63
- 新たな治療の試験 ……………………… 87
- 安静 ……………………………………… 97

い
- 医学的な（内科的な）問題 …………… 76
- 胃食道逆流 ……………………………… 78
- 胃腸症状 ………………………… 21,24,77
- 遺伝 …………………………………… 5,44
- 遺伝カウンセリング ………… 47,48,49,58
- 遺伝子 ………………………………… 44,61
- 遺伝子検査 …………………… 32,50,52
  - 血液── ………………………………… 62
  - 子どもに対する── …………………… 54
  - 思春期の子どもの── ………………… 55
  - 出生前（胎児の）── ……………… 52,56
  - 診断的── ……………………………… 52
  - 祖父母や年長の血縁者の── ………… 55
  - 着床前── ……………………………… 52
  - 妊娠中の── …………………………… 56
  - 発症前── ……………………………… 52
- 遺伝子治療 ……………………………… 85
- 遺伝子配列 ……………………………… 63
- 遺伝子変異 ……………………………… 62
- 遺伝的関心団体 ………………………… 71
- 遺伝的問題 ……………………………… 67
- 遺伝的リスク ………………………… 43,45
- インターネット ………………………… 71
- インポテンツ …………………………… 26

う・え
- 運転 ………………………………… 18,75
- 運動 ………………………………… 19,75
- 栄養摂取 …………………………… 30,33
- 嚥下 ………………………………… 21,23,30
  - ──筋 …………………………………… 30

か
- 介護者 …………………………………… 67
- 会話不明瞭 ……………………………… 33
- 家族のパターン ………………………… 17
- 家族の問題 ………………………… 33,43
- 家族歴 …………………………………… 13
- 家庭医 …………………………………… 81
- 過敏性腸症候群 ………………………… 78
- 過眠 ………………………………… 25,77,89
- 体のぐにゃぐにゃ ……………………… 33
- 眼瞼下垂 ………………………… 10,74,76
- 患者（家族）会 ………………………… 68
- 関節の拘縮 ……………………………… 31
- 感染 ……………………………………… 78
- 顔面筋 …………………………………… 30

き
- 気管支炎 ………………………………… 78
- 気管切開 ………………………………… 97
- キニーネ ………………………………… 74
- 急降下爆撃音 …………………………… 14
- 協会 ……………………………………… 70
  - アメリカ筋ジストロフィー協会 … 70
  - 筋ジストロフィーキャンペーン … 70
  - 筋ジストロフィー協会ヨーロッパ
    連合 ………………………………… 71
  - フランスミオパチー協会 ………… 70
- 胸部感染 …………………………… 21,22
- 胸部理学療法 ……………………… 95,97
- 緊急手術 ………………………………… 80
- 筋強直（ミオトニア）
  ……………………… 1,10,15,33,65,74
- 筋強直性ジストロフィー ………… 1,63
- 筋強直性ジストロフィー2型 …… 37,66
- 筋強直性ジストロフィー蛋白
  キナーゼ遺伝子 …………………… 63,64

106

筋緊張性ジストロフィー ………… 2
筋疾患外来 ……………………… 81,82
筋症状 ……………………………… 74
筋生検 ……………………………… 14
緊張 ………………………………… 2
筋肉 …………………………… 13,14
　　——の萎縮 …………………… 13
　　——の症状 …………………… 3
　　——の発育不良 ……………… 30
筋力低下 ………… 8,10,21,48,74,88
　　——の影響 …………………… 12
　　——のパターン ……………… 10

く
グアニン …………………………… 63
車イス ……………………………… 76

け
ケア・カード ……………………… 98
頸部カラー ………………………… 76
頸部筋力低下 …………………… 74,75
外科手術 …………………………… 79
月経 ………………………………… 27
ケネス・リッカー ………………… 37
原因 ………………………………… 60
研究 ………………………………… 83
健康維持 …………………………… 20
健康上の問題 ……………………… 21
健康な親戚のリスク ……………… 48
検査 ………………………………… 13
　　X線—— ……………………… 23
　　遺伝子—— ……………… 32,50,52
　　筋生検 ………………………… 14
　　血液—— ……………………… 13
　　電気生理学的——（筋電図） … 14

こ
行動 ………………………………… 36
肛門括約筋 ………………………… 35
誤嚥 ………………………………… 78
呼吸 ………………………… 29,33,77
　　——筋 …………………… 22,30
　　——の問題 ……………… 29,34
個人的なつながり ………………… 69

子ども ……………………………… 28
こわばり ……………… 8,10,15,33,48,74

さ
作業療法 …………………………… 81
作業療法士 ……………………… 75,76

し
支援 …………………………… 67,92
　　家族と友人からの—— ……… 67
　　——団体 ……………… 68,80,82
試験管内受精 ……………………… 58
仕事 ………………………………… 18
事故の予防 ………………………… 18
ジストロフィー …………………… 1
舌 …………………………………… 23
実験室の科学者 …………………… 90
実際的な意見 ……………………… 69
失神 ………………………………… 22
シトシン …………………………… 63
絨毛採取 …………………………… 56
シュタイナート …………………… 2
　　——病 ………………………… 2
出産 ………………………………… 81
寿命 ………………………………… 17
障害されやすい筋群 ……………… 11
常染色体優性遺伝 ………………… 46
情報 ………………………… 1,67,69
将来の見通し ……………………… 15
食事 ……………………………… 75,78
視力低下 …………………………… 21
人工呼吸管理 ……………………… 31
身障者センター …………………… 76
心臓 ……………………… 20,21,36,77,81
　　——の伝導 …………………… 74
　　——の問題 …………………… 77
身体の診察 ………………………… 49
診断 ……………………………… 8,13
診断されないでいる理由 ………… 10
心電図 …………………………… 22,35,81
心ブロック ………………………… 77
進歩 ………………………………… 60

す
頭痛 ………………………………… 23
ステロイド ……………………… 74

せ
脆弱X染色体（症候群）……… 62
生殖能力低下 …………………… 26
摂食 ……………………………… 29
繊維の多い食品 ……………… 24,78
染色体 …………………………… 61
尖足 …………………………… 31,33
先天性筋強直症（トムゼン病）…3,7,11
先天性筋強直性ジストロフィー
 ………………………………… 2,29,34
先天性筋ジストロフィー ………… 3
専門的な援助 …………………… 81

そ
増悪因子 ………………………… 18
咀しゃく ………………………… 23

た
第3染色体 ……………………… 66
第19番染色体 …………………… 64
対応全般 ………………………… 81
体重 ……………………………… 19
　　──過多（肥満）…………… 75
対処 ……………………………… 73
対照群 …………………………… 89
多臓器障害 …………………… 4,20
垂れ足 …………………………… 76
蛋白 ………………………… 65,86

ち
知的障害 …………………… 33,35
知的発達 …………………… 33,36
チミジン ………………………… 63
着床前遺伝子診断 ……………… 58
腸管 ……………………………… 35
　　──過敏性腸管 …………… 24
　　──痙性結腸 ……………… 24
　　──の問題 ……………… 24,78
治療 ……………………………… 73
　　遺伝子レベルでの── …… 85

蛋白レベルでの── …………… 86
鎮静薬 …………………………… 97

て
帝王切開 ………………………… 81
低緊張 …………………………… 30
電気生理学的検査（筋電図）…… 14

と
動悸 …………………………… 22,49
統計学者 ………………………… 88
糖尿病 …………………… 26,77,79
動物の研究 ……………………… 86
トムゼン病（先天性筋強直症）…3,7,11
トランスジェニック（遺伝子導入）…86
トランスジェニックマウス …… 64
トリプレット …………………… 62

に
日中の過眠 ……………………… 78
妊娠 ……………………… 19,27,74,94
　　──中絶 …………………… 58
　　──中のリスク …………… 57

ね
眠気 ………………………… 21,23,25
年齢 ……………………………… 16

は
肺の問題 ……………………… 22,78
白内障 ………………… 25,39,48,55,77,79,81
発症
　　高齢（晩年）── ………… 25,52
　　思春期── ………………… 34
　　小児期── ……………… 26,36
　　──年齢 …………………… 13
　　──年齢による違い ……… 73
母親 ……………………………… 35
ハンチントン舞踏病 …………… 62

ひ
ビタミン ………………………… 74
肥満 ……………………………… 75
病気で困ること ………………… 4

病気のある親に生まれた子どもたち ……………………………… 47
表現促進現象 ………………… 39,48,62
表情の乏しさ ……………………… 33
病名の由来 ………………………… 1
病歴 ……………………………… 49

ふ
フェニトイン ……………………… 74
腹痛 …………………… 21,24,78,80
腹部症状 …………………………… 89
不十分な呼吸 ……………………… 26
婦人科的問題 ……………………… 27
不整脈 …………………………… 77
不動 ……………………………… 19
プラスチックカード ……………… 80
プラスチック装具 ………………… 76
プロカインアミド ………………… 74

へ・ほ
ペースメーカー …………………… 77
便失禁 …………………………… 35
便秘 …………………………… 35,78
補助用具 ………………………… 76
ホルモンの問題 …………………… 26

ま・み・む・め・も
麻酔 ………………………… 41,79,94
ミネラル ………………………… 74
昔の写真 ………………………… 13
無気肺 ………………………… 95,97
メキシレチン …………………… 74
モダフィニル …………………… 26

や・よ
薬草 ……………………………… 74
羊水過多 ……………………… 31,57
羊水穿刺 ………………………… 56
予防と治癒 ……………………… 83

り・れ
理学療法士 …………………… 75,78
臨床試験 ………………………… 89
臨床的な特徴 …………………… 61
臨床の科学者 …………………… 90
倫理的/宗教的見解 …………… 32,56
歴史 ………………………………… 6

数字・欧文
3文字ずつの反復 ………………… 85
50%リスク …………………… 46,53
Association Française contre les Myopathies（AFM）……………………… 70
CCTG …………………………… 66
CTG ……………………………… 62
CUG ……………………………… 66
DM2 ……………………………… 38
DMPK …………………………… 64
DNA ………………………… 62,64
Muscular Dystrophy Association of America（MDA）……………………… 70
Muscular Dystrophy Campaign …… 70
PROMM ………………………… 38
RNA …………………… 64,66,85
X線検査 ………………………… 23

訳者略歴

川井　充
1978年	東京大学医学部卒業
1980年	東京大学神経内科入局（豊倉康夫教授）
1982～1983年	国立療養所下志津病院神経内科医師（筋ジストロフィー病棟勤務）
1988～1991年	米国 CaseWestern Reserve 大学 Fulbright 研究員
1992年	国立療養所下志津病院神経内科医長（筋ジストロフィー医療を担当）
1997年	国立精神・神経センター武蔵病院臨床検査部長（生検筋の病理診断を担当）
1998年	同第2病棟部長
2004年	国立病院機構東埼玉病院副院長
2010年より	同院長

大矢　寧
1987年	東京大学医学部卒業
1989年	東京大学神経内科入局（萬年　徹教授） 公立昭和病院神経内科， 東京大学神経内科，虎の門病院神経内科などを経て，
1998年より	国立精神・神経センター武蔵病院*神経内科に勤務，成人筋ジストロフィー病棟を担当（医長） ＊2008年，国立精神・神経医療研究センター病院に改称

- ・**JCOPY** 〈(社)出版者著作権管理機構 委託出版物〉
  本書の無断複写は著作権法上での例外を除き禁じられています．複写される場合は，そのつど事前に，(社)出版者著作権管理機構（電話 03-3513-6969，FAX03-3513-6979，e-mail：info@jcopy.or.jp）の許諾を得てください．
- ・本書を無断で複製（複写・スキャン・デジタルデータ化を含みます）する行為は，著作権法上での限られた例外（「私的使用のための複製」など）を除き禁じられています．大学・病院・企業などにおいて内部的に業務上使用する目的で上記行為を行うことも，私的使用には該当せず違法です．また，私的使用のためであっても，代行業者等の第三者に依頼して上記行為を行うことは違法です．

筋強直性ジストロフィー 改訂第2版
患者と家族のためのガイドブック

ISBN978-4-7878-2235-2

2015年12月25日 初版第1刷発行

原 著 者		Peter S. Harper
翻 訳 者		川井 充，大矢 寧
発 行 者		藤実彰一
発 行 所		株式会社 診断と治療社

〒100-0014 東京都千代田区永田町2-14-2 山王グランドビル4階
TEL：03-3580-2750（編集） 03-3580-2770（営業）
FAX：03-3580-2776
E-mail：hen@shindan.co.jp（編集）
　　　　eigyobu@shindan.co.jp（営業）
URL：http://www.shindan.co.jp/

装　　　丁　三報社印刷株式会社
印刷・製本　三報社印刷株式会社

©Mitsuru KAWAI, Yasushi OYA, 2015. Printed in Japan.　　　　　[検印省略]
乱丁・落丁の場合はお取り替えいたします．